最新
医学図解
Medical Illustrations

詳しくわかる

腎臓病の
治療と安心生活

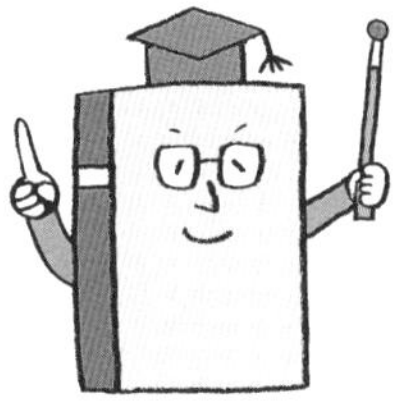

筑波大学医学医療系腎臓内科学教授
山縣 邦弘 監修

主婦と生活社

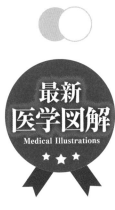

はじめに

腎臓障害が進行して、末期慢性腎不全のために透析を新たにはじめる方が増えています。以前は、腎臓病は若い人の病気だと思われていましたが、最近増えているのは、中高齢者の腎臓病です。悪い生活習慣を長年にわたって続けたために、徐々に腎臓が傷んで発症する人が増えているのです。

腎臓は「沈黙の臓器」といわれ、腎機能が高度に悪化するまで、症状はなかなか現れません。健康診断などで、「たんぱく尿」が出ていても、症状がないから…、昨年と変わらないから…と、再検査を受けない方が多くいらっしゃいますが、これはとても危険なことです。腎臓病は、腎機能の低下が軽度な早期のうちに、適切な治療を行うことにより、進行を防ぐことが可能です。しかもその手がかりとして、「たんぱく尿」や「血清クレアチニン検査」を受けることで、腎臓病の有無がわかります。健診などで再検査と言われたら、放っておかず、必ず検査を受けてください。

その結果、慢性腎臓病と診断されてしまったとしても、自分の健康と生活を見直すいいチャンスととらえてほしいと思います。なるべく早いうちに自分の病状にあった治療（薬物治療、食事療法、生活指導）を開始することで、むしろ生活の質を高く持ったまま、あなたらしく過ごせることでしょう。

本書は、腎臓の働きやしくみといった基本から、腎臓病の診断と治療法についてまで、できるだけわかりやすく解説しました。本書が患者さんやご家族のみなさんの正しい知識の習得に役立ち、腎臓病への理解を深め、治療の一助になれば幸いです。

山縣邦弘

最新医学図解
詳しくわかる腎臓病の治療と安心生活…もくじ

第3章

病気別の経過を正しく理解する

第4章 腎臓病の治療と透析療法

第 1 章

肝腎かなめ!
腎臓の働きを知ろう

腎臓は体のどこに、いくつあり、どんな形をしているのか、そのしくみや働きなど、腎臓そのものについて解説します。自分の体の中でどんな風に働いているかを知ると、腎臓病の大変さが理解できます。

腎臓は毛細血管のかたまり

腎臓は左右に1個ずつある臓器

腎臓は背中側にある臓器で、ウエストの少し上に位置し、**背骨を挟んで左右に1個ずつ**あります。長さ約12cm、幅約6cm、厚みは約3cmほどで、**にぎりこぶしよりやや大きく、重さは120～150g**程度です。

腎臓はいちばん外側が「被膜《ひまく》」、そして、その内側に皮質《ひしつ》と髄質《ずいしつ》からなる「腎実質《じんじっしつ》」があります。皮質には「糸球体《しきゅうたい》」という毛細血管《もうさいけっかん》のかたまりのような組織があり、血液の濾過《ろか》という腎臓の重要な働きを担っています。

腎臓の位置と構造

腎臓は背中側にある

腎臓は腹膜《ふくまく》に包まれた〝腹部〟ではなく、背中側にある臓器。肝臓とすい臓の裏側に位置する。形はそらまめによく似ており、外側が弓なりにふくらみ、内側はくぼんでいる。

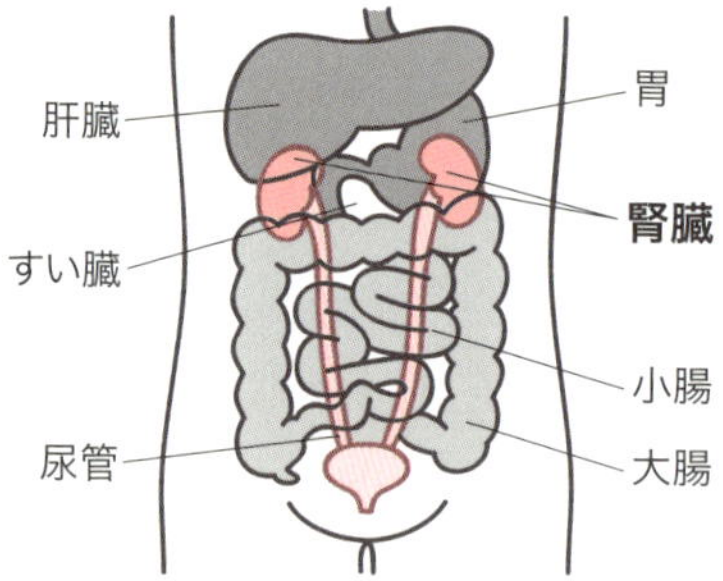

太い動脈と静脈が通っている

血液は、腹部大動脈から枝分かれした腎動脈を経て腎臓に入り、腎静脈を経て下大静脈へ出ていく。腎動脈から流れ込んだ血液は腎臓内（糸球体）で濾過され、きれいになって腎静脈に流れていくしくみになっている。

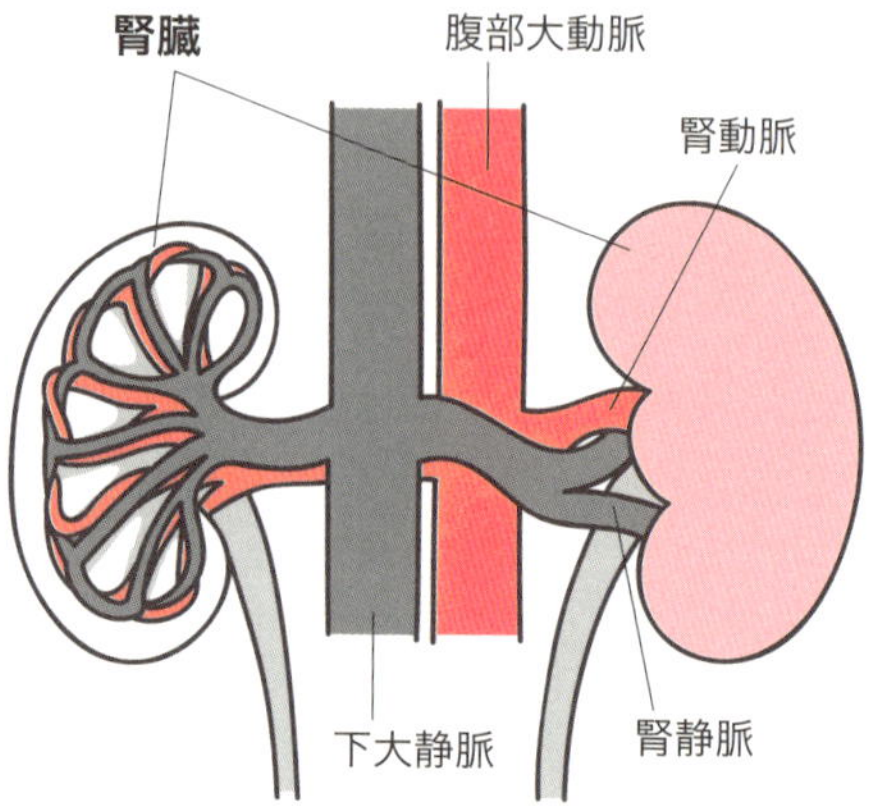

腎臓を拡大してみると

腎盂《う》
尿管の上端に扇状に広がっている。生成された尿は、ここに集まる。

腎皮質
腎臓の外側から3分の1の部分。このなかに糸球体や尿細管《さいかん》からなるネフロン（腎単位）がある。

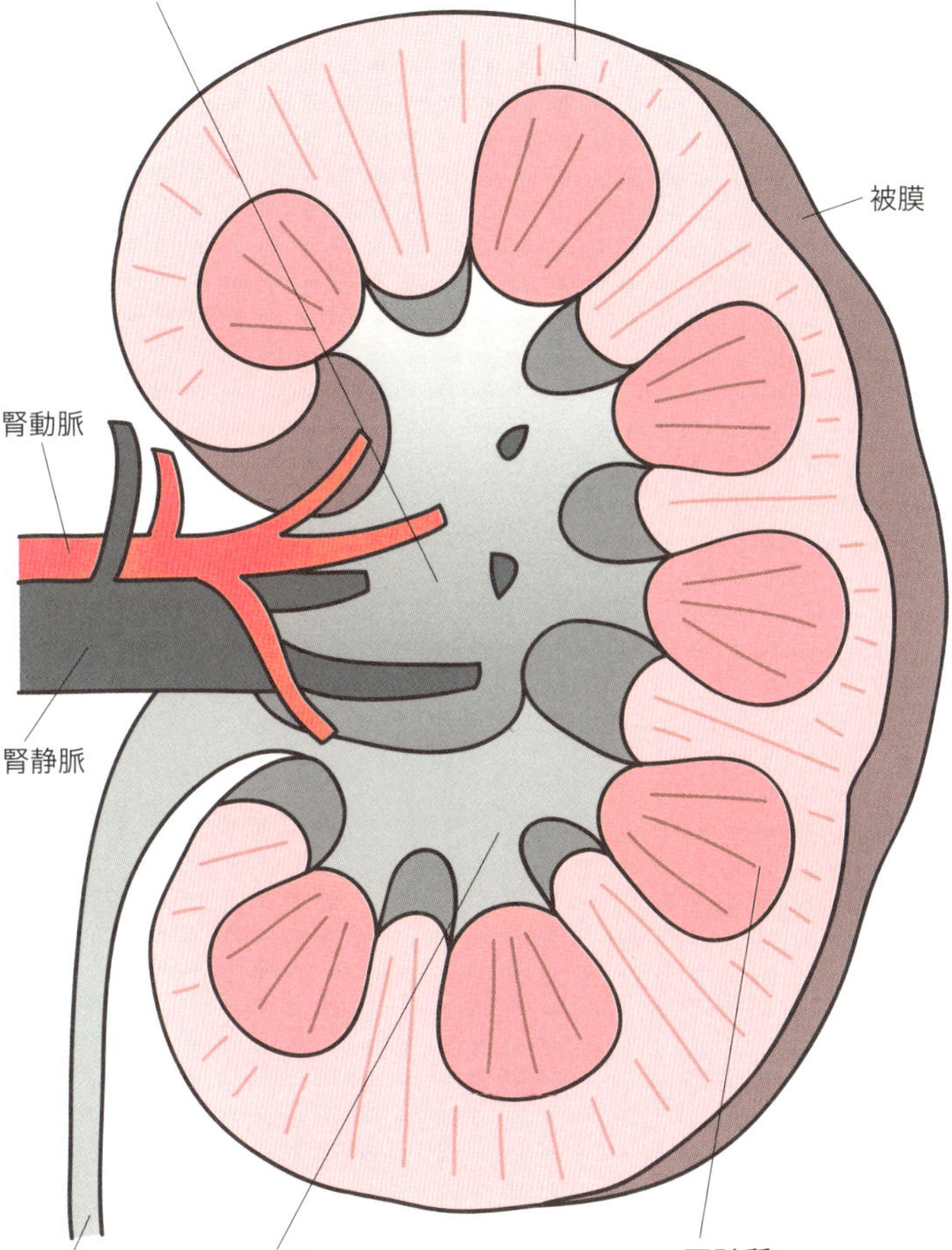

腎杯《ぱい》
腎臓内でつくられた尿が流れ込む。

腎髄質
円錐状のかたまりである腎錐体《すいたい》10数個と、腎錐体周囲の皮質からなる。

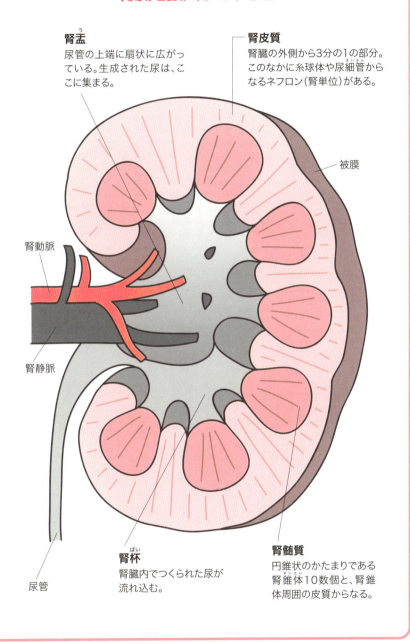

腎臓の基本はネフロン（腎単位）

1個の腎臓に約100万個のネフロンがある

腎皮質《ひしつ》と髄質《ずいしつ》に分かれている腎実質のうち、腎皮質にあるのがネフロン（腎単位）。腎機能の中枢《ちゅうすう》とも呼べる部分です。

ネフロンは、1個の腎小体《しょうたい》と1本の尿細管《にょうさいかん》から成り立っています。腎小体は、毛細血管《もうさいけっかん》が丸まってできている糸球体《しきゅうたい》と、それを包むボーマン嚢《のう》で構成されています。

1個の腎臓には約100万個のネフロンがあります。左右合わせて約200万個のネフロンが働いて、血液を濾過《ろか》し、尿をつくっています。

腎臓内部を拡大してみると

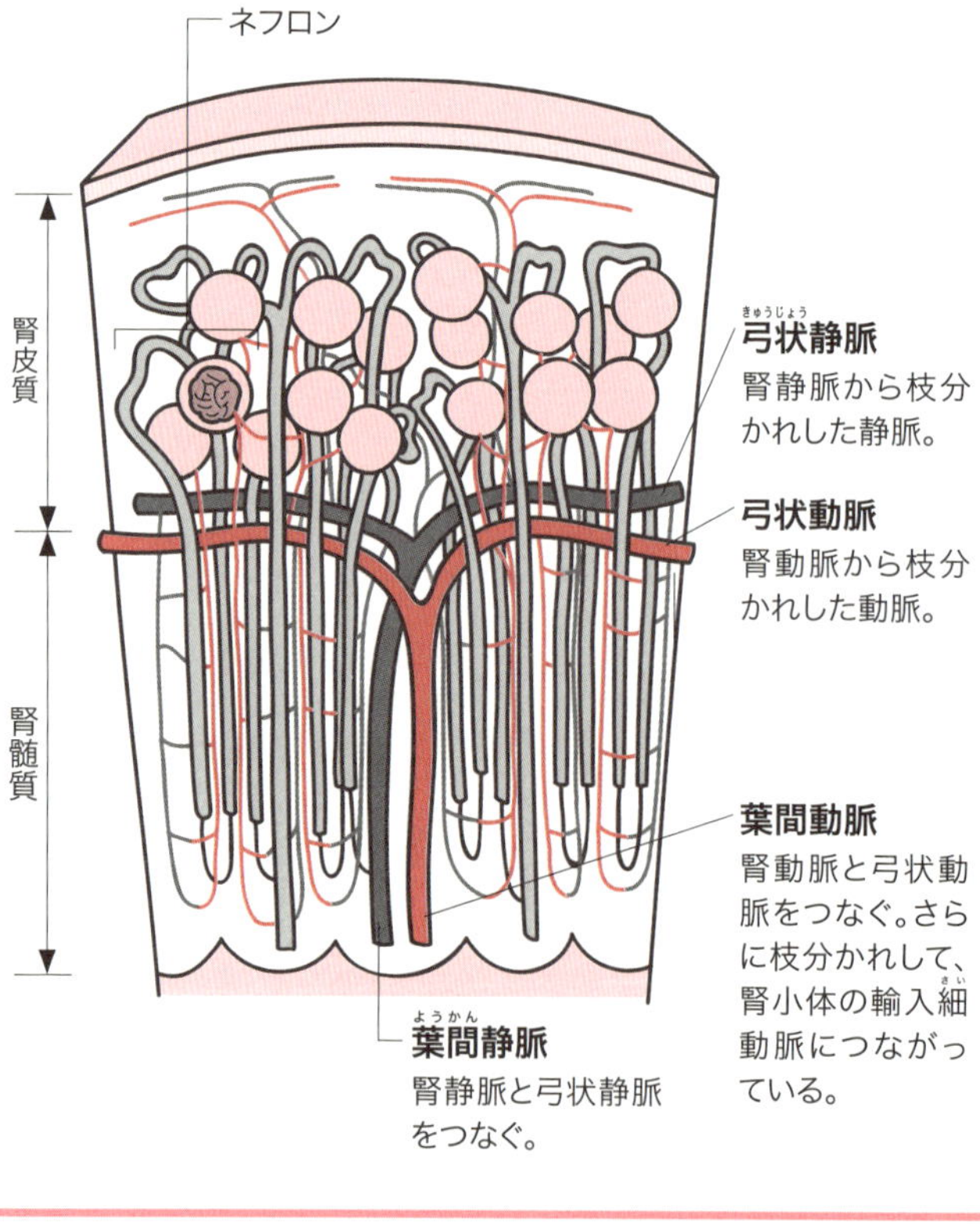
ネフロン
腎皮質
腎髄質
弓状静脈《きゅうじょう》
腎静脈から枝分かれした静脈。
弓状動脈
腎動脈から枝分かれした動脈。
葉間動脈
腎動脈と弓状動脈をつなぐ。さらに枝分かれして、腎小体の輸入細《さい》動脈につながっている。
葉間《ようかん》静脈
腎静脈と弓状静脈をつなぐ。

ネフロンは腎小体と1本の尿細管からなる

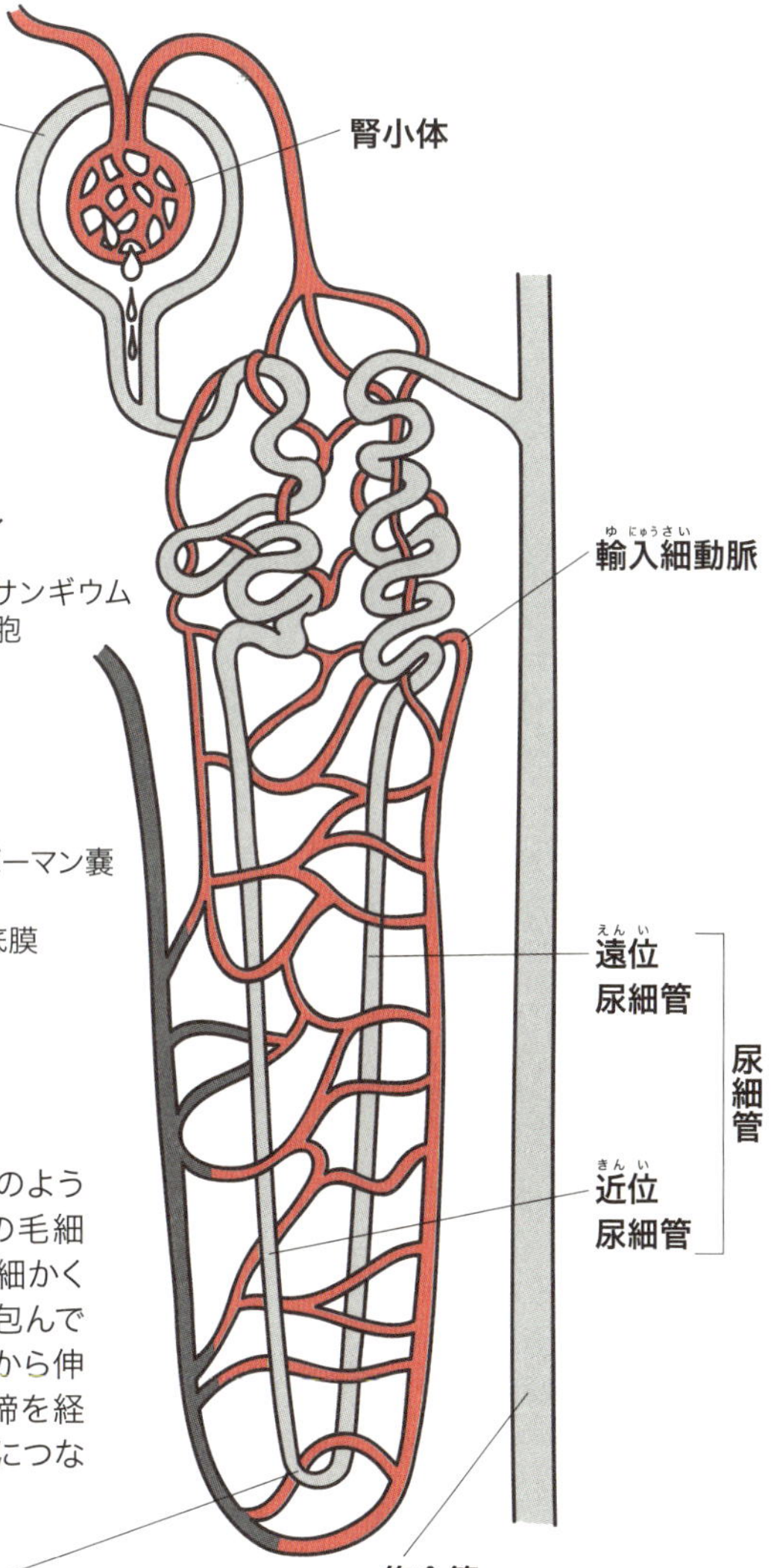

●腎小体の構造

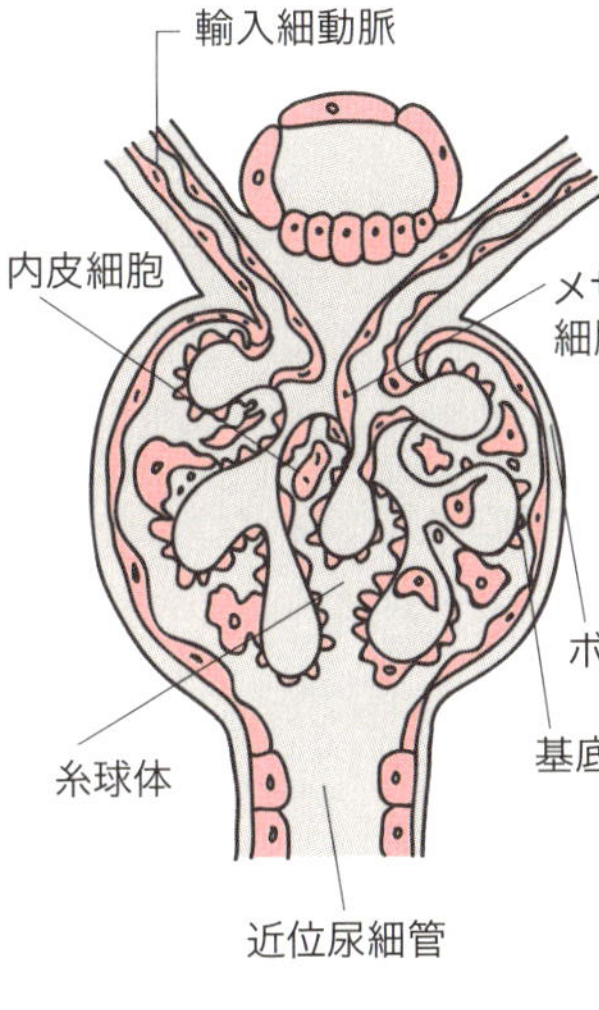

糸球体は毛細血管が毛糸玉のように丸まった形をしている。この毛細血管は、輸入細動脈がさらに細かく枝分かれしたもの。糸球体を包んでいる袋がボーマン嚢。糸球体から伸びる近位尿細管はヘンレ係蹄を経て遠位尿細管に至り、集合管につながっている。

ヘンレ係蹄《けいてい》
近位尿細管から遠位尿細管に変わるU字部分。ここで尿を濃縮する。

集合管
尿細管を通って集められた尿を腎盂《う》へ送る管。ここで水分などを再吸収して尿量を調節する。

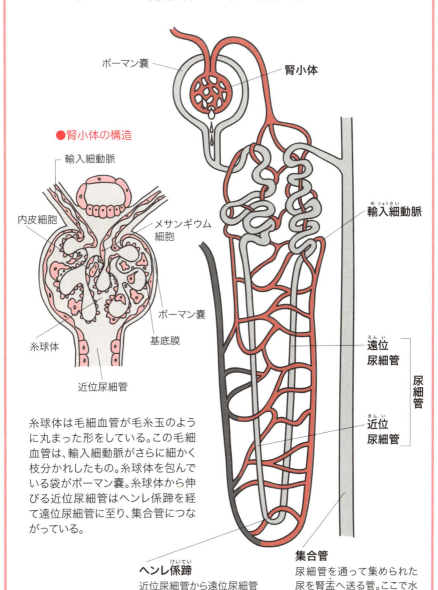

糸球体は血液を濾過する高性能フィルター

血液中の老廃物を濾過して取り除く

腎臓の第一の働きは、血液を濾《ろ》過《か》してきれいにする機能です。

私たちの体は、全身に血液を循環させて酸素や栄養素を各臓器や器官の細胞に送り届け、エネルギー源とすることで生命を維持しています。このとき細胞では、使い終わった栄養素などのかすが残ります。また、細胞は新陳代謝を繰り返しているため、それによって生じた老廃物も血液中に排出されます。これらを尿や便として排泄するのです。その一方で、体に必要な物質などは、とどめておく必要があるので、選別しなければなりません。この選別（濾過）機能を担っているのが糸球体《しきゅうたい》です。

全身をめぐる血液は、腎動脈を通って腎臓内に送られ、糸球体に流れ込みます。ここで**ほとんどの物質はいったん濾過されるのですが、その後、尿細管で水分や糖分、アミノ酸といった体に必要なものは再吸収され、老廃物はそのまま尿として排泄**されます。濾過された老廃物は尿中へいき、残った血球やたんぱく質、老廃物を除いたきれいな血液は腎静脈を経て、心臓へ戻ります。

腎臓病になると、濾過機能が低下する

腎臓病になると、さまざまな要因で糸球体の働きが悪くなります。たとえば、濾過するフィルターの網の目が粗くなったり、詰まったりします。すると、**体に必要なものまで漏れ出したり、血液中に不要なかすや老廃物がたまったままになり、体に害を及ぼします。**

このような糸球体の機能の大部分が使えなくなり、腎機能が完全に損なわれた「腎不全」という状態に陥ると、人工透析《とうせき》による治療が必要になります。

腎臓は全身の血液をきれいにする

腎動脈から、老廃物の混じった血液が腎臓内に流れ込み、内部の糸球体で濾過されたあと、腎静脈を経て心臓に戻っていく。心臓から送り出される血液の約40%が、つねに腎臓内に送られ、濾過されている。

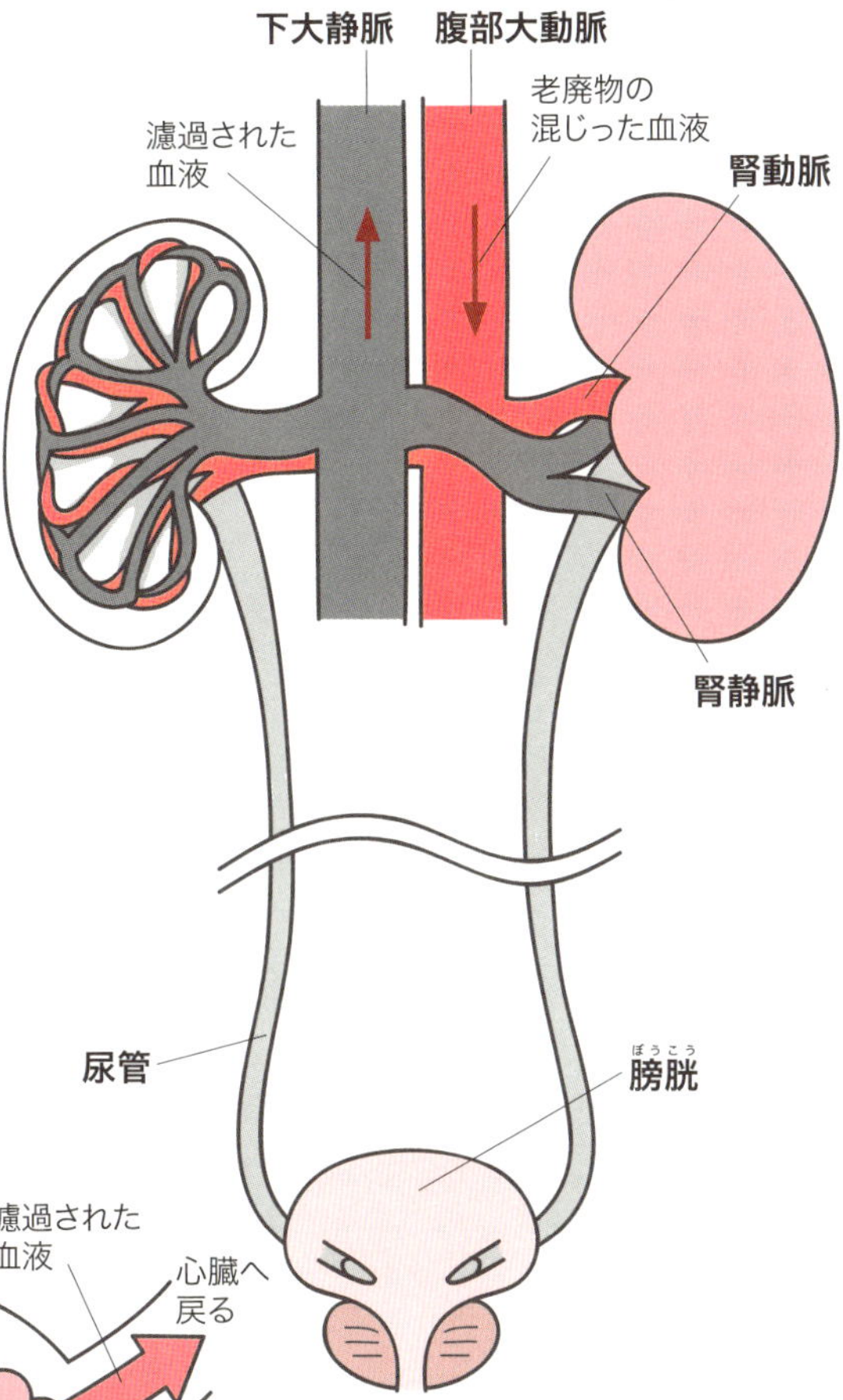

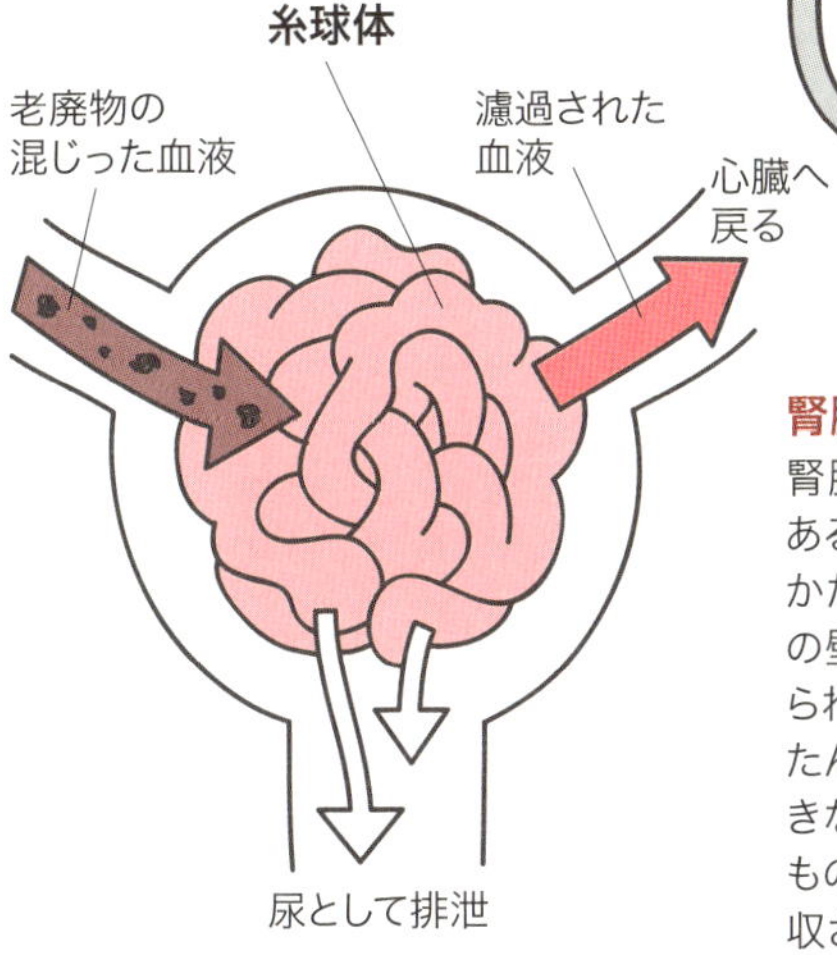

腎臓で老廃物を捨て去る

腎臓に流れ込んできた血液は、フィルターである糸球体に流れ込む。糸球体は毛細血管のかたまりで、血液がここを通過する際に血管の壁にある孔《あな》から老廃物などがふるいにかけられて取り除かれる。この孔は、通常は血球やたんぱく質などの分子が大きなものは通過できないようになっている。さらに、濾過されたもののうち、体に必要な成分は尿細管で再吸収され、不要なものだけが尿中に排泄される。

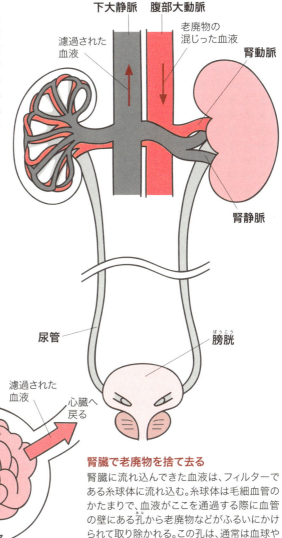

糸球体は尿の元をつくる働きをする

血液を濾過して尿の元、「原尿」をつくる

腎臓の**糸球体**《しきゅうたい》**で濾過**《ろか》**された水分や老廃物は「原尿」**《げんにょう》**という尿の元になります。大人では、1日に約150ℓもの原尿がつくられ**ます。

この原尿のなかには、水分、電解質（ナトリウム、塩素、カリウムなど）や、ブドウ糖、たんぱく質の代謝物である窒素《ちっそ》化合物（尿《にょう》素《そ》など）、有機酸、アルカリなど、多種類の成分が含まれています。

ただし、つくられた原尿が全部排泄されるわけではありません。尿《にょう》細管《さいかん》という管を通る間に、体に必要な水分や成分を再吸収するしくみになっているからです。

原尿の大部分を再吸収して残りが尿として排泄される

原尿が最終的に尿として排泄されるまでには、尿細管の各部位でいくつかの過程を経ます。

まず、糸球体で血液を濾過してつくられた**原尿は、近位**《きんい》**尿細管で成分の約80％が再吸収され、老廃物のみが通過していき**ます。次に、近位尿細管の下にある**U字型のヘンレ係蹄**《けいてい》（→P15）**という部分でさらに水分が再吸収**されます。

そして、上方にある**遠位**《えんい》**尿細管に向かう途中で塩素やナトリウムが再吸収される一方、カリウムは尿細管細胞から排泄され**ます。つまりここで水分や電解質の量の最終的な調整が行われるのです。尿はその後、太い集合管に流れ込みます。集合管では抗利尿《こうりにょう》ホルモンの働きによって水分や尿素などが再吸収され、体に不要となる水分や老廃物が腎盂《う》に集められます。これが尿として排泄されます。

腎臓病になると、原尿をつくる働きや再吸収のしくみが障害され、尿量が極端に減ったり、尿を濃縮できなくなることでむくみや夜間頻尿などの症状が出るのです。

尿をつくり、排泄するまでの過程

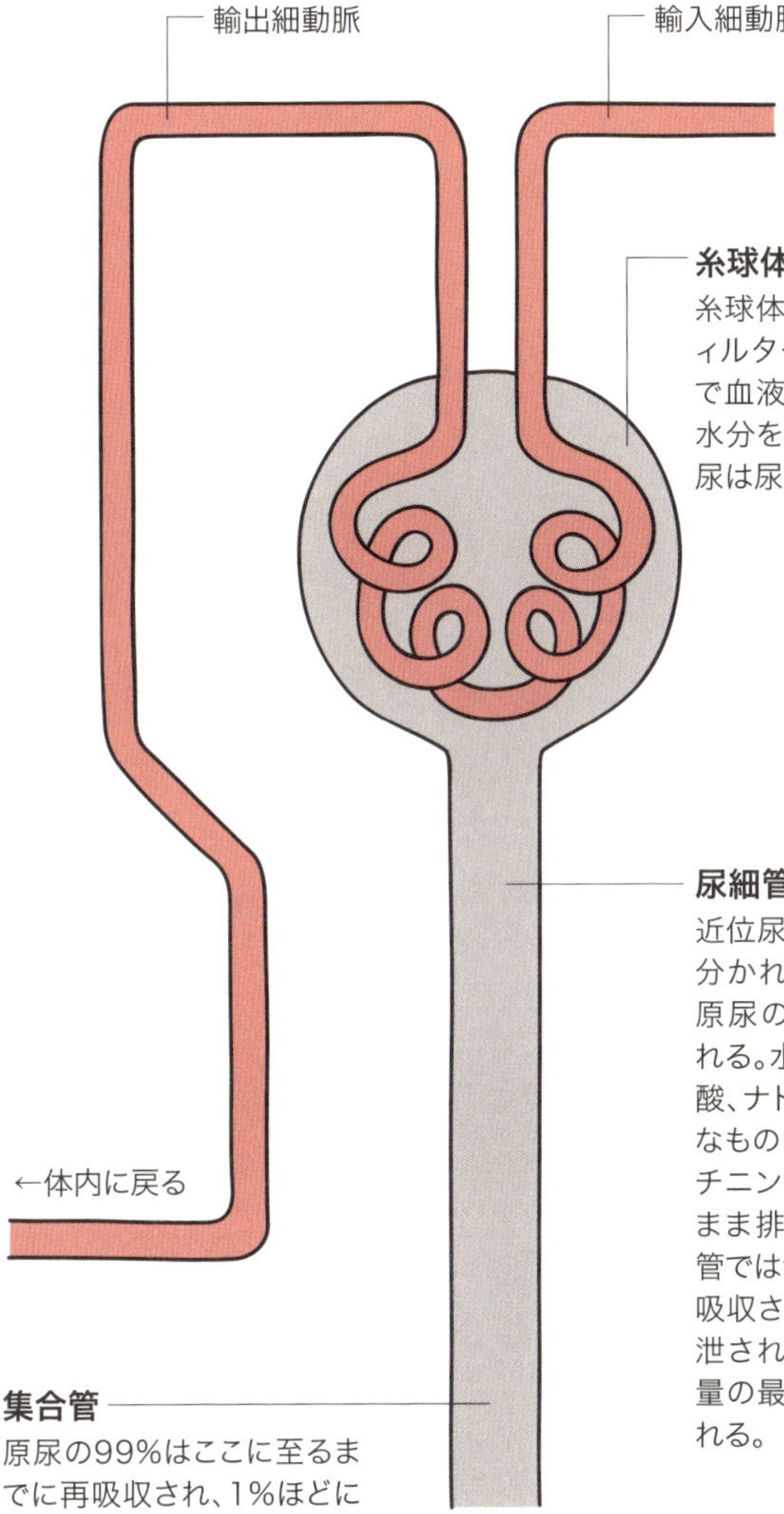

糸球体
糸球体の毛細血管の壁がフィルターになっていて、ここで血液を濾過して老廃物や水分を含む原尿をつくる。原尿は尿細管に送り込まれる。

尿細管
近位尿細管と遠位尿細管に分かれる。近位尿細管では原尿の約80%が再吸収される。水分、ブドウ糖、アミノ酸、ナトリウムなど体に必要なものは再吸収され、クレアチニンなどの老廃物はそのまま排泄される。遠位尿細管ではナトリウムと水分が再吸収され、カリウムなどは排泄される。水分や電解質の量の最終調節がここで行われる。

集合管
原尿の99%はここに至るまでに再吸収され、1%ほどになっている。さらに、抗利尿ホルモンによって水分と尿素が再吸収され、不要となったものが尿として1日に約1.5ℓほど排泄される。

途中で再吸収された水分や成分は、血液に戻されて腎静脈から下大静脈に入って心臓へと戻り、再び全身を流れるようになっていく。

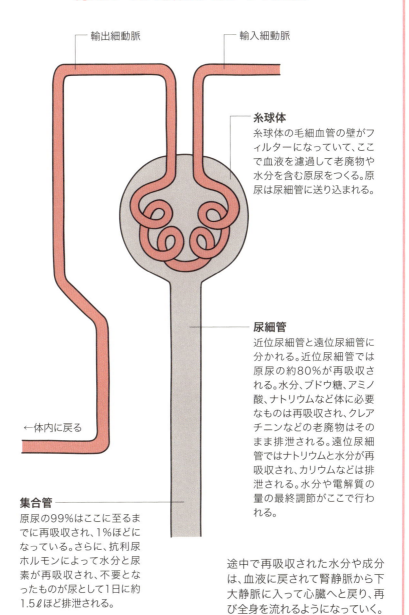

腎臓では体内の水分量と電解質の調節をする

尿量を調節して体の水分量を一定に保つ

私たちの体の多くは水分(体液)が占めています(→下グラフ)。その量を調節するということは、とても重要な意味をもっています。水分のバランスが乱れると、生命を維持することができなくなるからです。

体内の水分量を調節することも、腎臓の大切な働きのひとつです。

腎臓では尿をつくるのと同時に、尿細管《にょうさいかん》で水分を再吸収することにより、排泄する量を調節するしくみになっています。

たとえば、お酒やお茶などをたくさん飲んで水分が過剰になったときは、腎臓はたくさんの尿をつくって排泄します。

逆に、運動をして大量に汗をかいたときや、下痢をして体内の水分が多く失われたときなどは、つくる尿を減らして、体内の水分量を維持するように働きます。

腎臓には尿を濃くする「濃縮力」と、尿を薄くする「希釈《きしゃく》力」があり、体の状況に応じて臨機応変に対処しながら、体内の水分量を一定に保っているのです。そのおかげで、私たちは生命を維持することができます。

体の成分の内訳

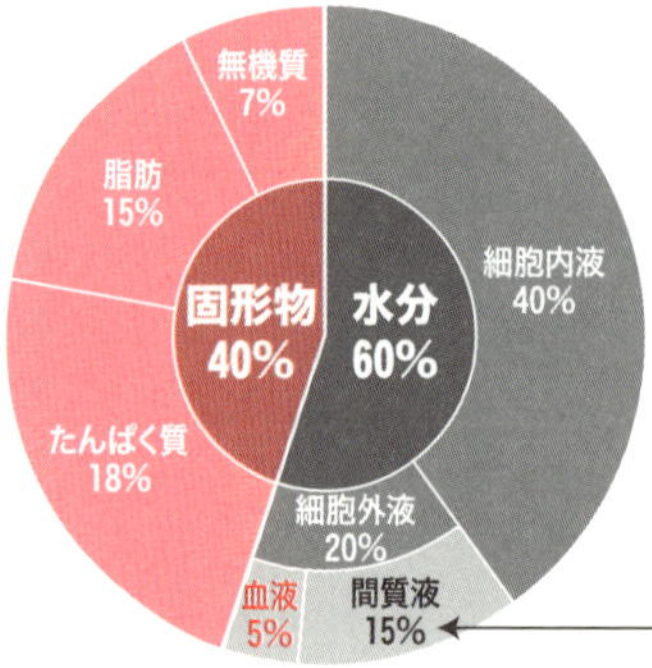

体重の約60%を占める水分は、細胞内液と細胞外液に分けられる。細胞外液には、血液と間質液がある。間質液とは、細胞や組織の間にある水分のこと。むくみが出たときには、この間質液の量が増えている。

腎臓は体内環境を整えている

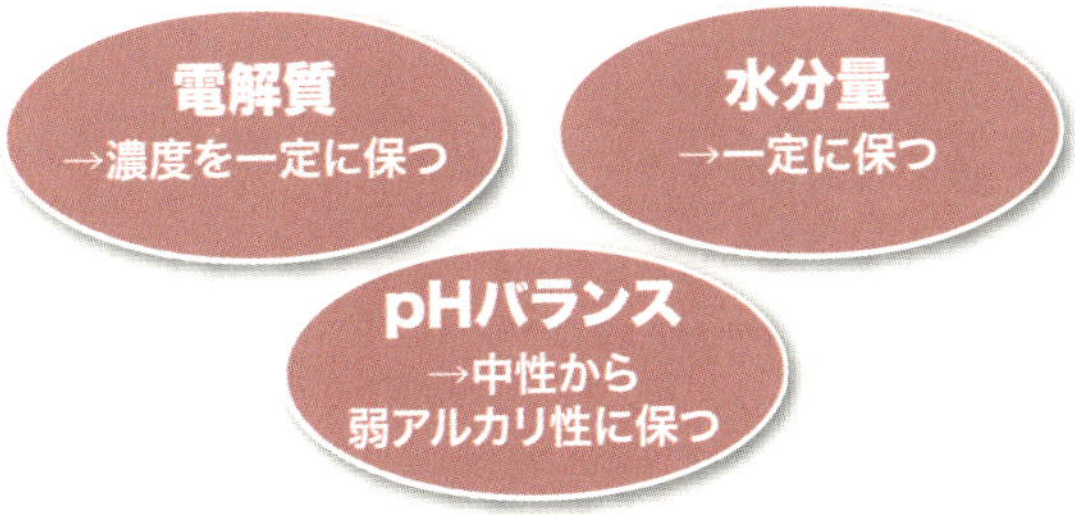
電解質
→濃度を一定に保つ
水分量
→一定に保つ
pHバランス
→中性から
弱アルカリ性に保つ

腎臓は老廃物の排泄による血液の浄化以外に、体液の水分量、電解質の濃度、pHバランスを一定の状態に保つ司令塔の役割ももっている。

ナトリウムなどの電解質の体内濃度を調節

腎臓は、体内の電解質の調節も行っています。細胞の外側にある細胞外液には、ナトリウムやカリウム、カルシウム、マグネシウム、重炭酸、リン酸などの電解質が含まれています。その濃度が一定でないと、細胞は正常に働くことができません。したがって、**水分量だけでなく、電解質の濃度を保つことも必要**なのです。

塩分を例にとると、細胞外液では濃度0・85％に保たれており、その正常値からプラスマイナス0・05ポイントの狭い範囲を維持するように腎臓が調節しています。たとえば、食事で塩辛いものをたくさん食べ、体内に余分な塩分があるときは尿中に排泄させます。逆に塩分が不足しているときには、ナトリウムの再吸収を促したり、排泄を抑えてバランスをとっています。

さらに、体液の酸性・アルカリ性のｐＨ《ペーハー》調節にも腎臓は関係しています。人間の体液は中性～弱アルカリ性に保たれていないと、細胞が働くことができません。酸性やアルカリ性に強く傾くと、さまざまな酵素がうまく働けなくなってしまうからです。そこで腎臓は、**水素イオンの尿への排泄を調節することによって、酸性・アルカリ性のバランスをうまくとっている**のです。

こうした腎臓の働きによって、体液のｐＨバランスを良好に保つことができるのです。

腎臓はホルモン分泌、ビタミンD活性にも働く

血圧を調節する 3つのホルモンを分泌

腎臓には内分泌《ないぶんぴつ》臓器という、もうひとつの重要な顔があり、各種ホルモン分泌にも関係しています。

まず、腎臓には血圧を調節するホルモンを分泌する機能が備わっています。血圧が低下して血流が悪くなると、腎臓に流れ込む血液が減り、これを濾過《ろか》する働きに影響が出ます。

糸球体《しきゅうたい》にある「傍《ぼう》糸球体細胞」からは、レニンというホルモンが分泌されます。**レニンには血管を収縮させて、血圧を上昇させる**働

血圧を上げたり下げたりする ホルモンを分泌する

腎臓は血圧のコントロールもする

カリクレイン、キニン、プロスタグランジン

血圧が上昇するとカリクレインやキニン、プロスタグランジンが分泌される。すると血管が拡張する。

血圧が下がる

レニン

血圧が低下するとレニンが分泌され、アンジオテンシン（血液中のたんぱく質）やアルドステロン（副腎皮質ホルモン）に作用する。

アンジオテンシン

レニンによってアンジオテンシンⅠからアンジオテンシンⅡがつくられると、血管が収縮する。また、尿細管でのナトリウムの再吸収が促される。ナトリウムが増えると体内の水分量が増加し、血流量も増える。

血管が収縮する／血流量が増加する

血圧が上がる

きがあります。傍糸球体細胞は血圧低下を察知すると、レニンを分泌して血圧を上げます。

逆に、腎臓の髄質《ずいしつ》からは**カリクレインやキニンなどのホルモンが分泌され、血管を拡張させて血圧を下げる**働きがあります。

造血を促す エリスロポエチンの分泌

腎臓からは血液をつくるよう促すエリスロポエチンというホルモンも分泌されています。このホルモンは**骨髄《こつずい》に作用して赤血球の生成を促す働き**があります。

血液中に含まれる赤血球には、酸素を運搬する役割があります。赤血球が減少すると、酸素不足になって貧血になるため、エリスロポエチンが分泌されるのです。

血液をつくるよう促すホルモンを分泌する

腎臓は造血作用のあるホルモンを分泌する ＝ **エリスロポエチン**

腎臓から分泌される造血ホルモン。

↓

骨髄に作用する

赤血球の寿命は約120日。そのため、不足しないようにエリスロポエチンが骨髄に作用して、赤血球の生成を促す。

↓

造血する

エリスロポエチンが低下すると

腎臓病が進行すると貧血の症状が出ることがある。これはエリスロポエチンの分泌が減ることが原因。

↓

貧血になる

エリスロポエチンの分泌量が低下すると、赤血球の産出量が減るため、貧血になる。

骨を強くするビタミンDを活性化する

一見、関係がないように見えますが、腎臓は骨の強化にも関わっています。

骨を強くするには、腸でのカルシウムの吸収を促したり、骨へのカルシウムの沈着を促進することが必要です。そのためには、ビタミンDを活性化させた「活性型ビタミンD」の働きが不可欠となっています。

このビタミンDの活性化にも腎臓は関与しているのです。

ビタミンDは食事でとるほか、日光を浴びることによって体内で合成されています。それが肝臓で代謝され、さらには腎臓の働きも加わって、活性型ビタミンDに変化するのです。

つまり、腎臓の働きが弱まると、活性型ビタミンDの生成が減ってしまい、結果的に骨を強く保つことができなくなります。

また、活性型ビタミンDは血液中のカルシウム濃度の調節にも関係しているため、骨だけでなく全身の機能にも影響を及ぼします。

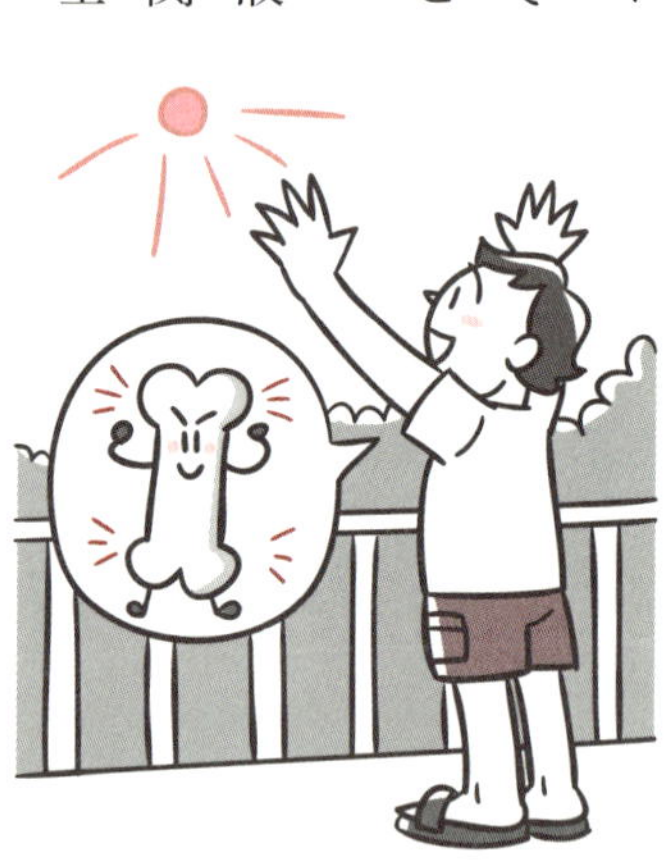

日光を浴びると、腎臓の働きにより骨が強くなる。

先生、教えて！

腎機能の低下は骨粗鬆症にも関係する？

骨粗鬆症《こつそしょうしょう》とは、骨からカルシウムやリンなどが溶け出て、スカスカになってしまう病気です。

骨密度が低下して骨が非常に弱くなるため、ちょっとしたことで骨折することがあります。閉経後の女性に多くみられますが、腎機能が著しく低下すると、活性型ビタミンDが減少してカルシウムの吸収が悪くなり、骨粗鬆症になることがあります。ましてや慢性腎臓病があると、骨粗鬆症の進行に拍車がかかります。そのため、慢性腎不全で透析《とうせき》療法を行っているような患者さんには、活性型ビタミンD製剤が投与されることもあります。

骨と腎臓はなかなか結びつけて考えることはできないでしょうが、実はとても深い関係があることを知っておきましょう。

第 2 章

腎臓病を
早期に発見する

腎臓は「沈黙の臓器」といわれます。腎臓病になっても何も症状が出ないことがよくあります。腎臓病の進行を止めるには、定期的に検査を受けることが欠かせません。この章では検査の内容を詳しく解説します。

腎臓病とはどんな病気か

気がつかないうちに悪化している

腎臓病は、日本人に増えている病気のひとつです。急性の症状が現われて発見されるケースもありますが、**多くは自覚症状がなく、いつの間にか悪化しています。**気づいたときにはすでにかなり重症になっていて、人工透析《とうせき》が必要なことも少なくありません。近年では**高血圧や糖尿病といった腎臓の機能低下を招く病気が増加しており、これも腎臓病患者の増加に大きく影響**しています。

腎臓病は私たちにとって、とて

腎臓の働きが低下する主な原因

生活習慣病 ＆ **その他**

糖尿病
インスリンというホルモンが正常に作用せず、高血糖が長く続く状態。

高血圧
血圧（血液が流れるときに血管壁にかかる圧力）の高い状態が長く続く。

脂質異常症
血液中のコレステロールや中性脂肪の値の異常が続く病気。

高尿酸血症
血中の尿酸（細胞の主成分、プリン体の老廃物）の値が高い疾患。

メタボリックシンドローム
肥満に加え、糖尿病や高血圧、脂質異常症などの生活習慣病がいくつか合併している状態。

加齢
喫煙
遺伝

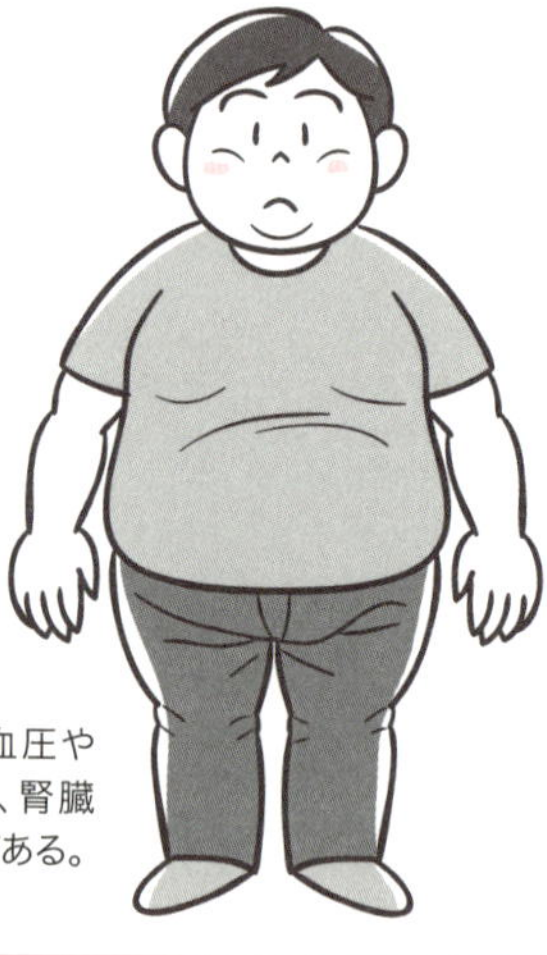

肥満になると、高血圧や糖尿病だけでなく、腎臓病も合併することがある。

も身近で、命にも関わる病気であることを知っておきましょう。

血液検査と尿検査でおおよそわかる

腎機能が低下していて、腎障害がある場合に腎臓病と診断されます。**腎機能は、クレアチニンという血液検査の値から計算される、糸球体濾過量《しきゅうたいろか》（ＧＦＲ）が60mL／分／１・73㎡未満の場合に、〝低下している〟**と診断されます。また、たんぱく尿などの尿検査、画像診断、病理検査などから、明らかな腎臓障害がみられた場合に、腎障害と診断されます。

腎臓の機能が落ちると、尿中に多くのたんぱくが流れ出たり、血液中の老廃物が排泄されなくなったりします。

腎機能が落ちると老廃物が排泄されない

（腎機能が落ちると）たんぱく尿が出る

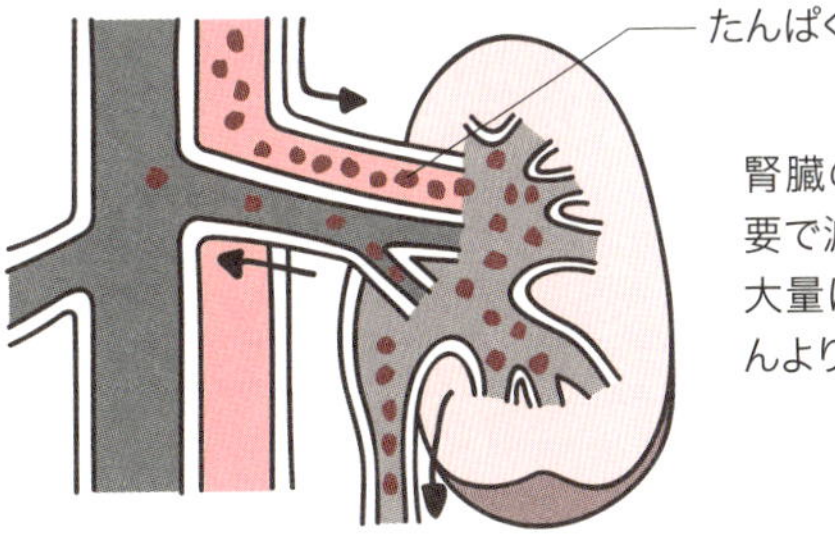

腎臓の機能に異常があると、体に必要で濾過されないはずのたんぱくが、大量に漏れる。そのため、尿中にふだんより大量のたんぱくが出る。

（腎機能が落ちると）血液中に老廃物が増える

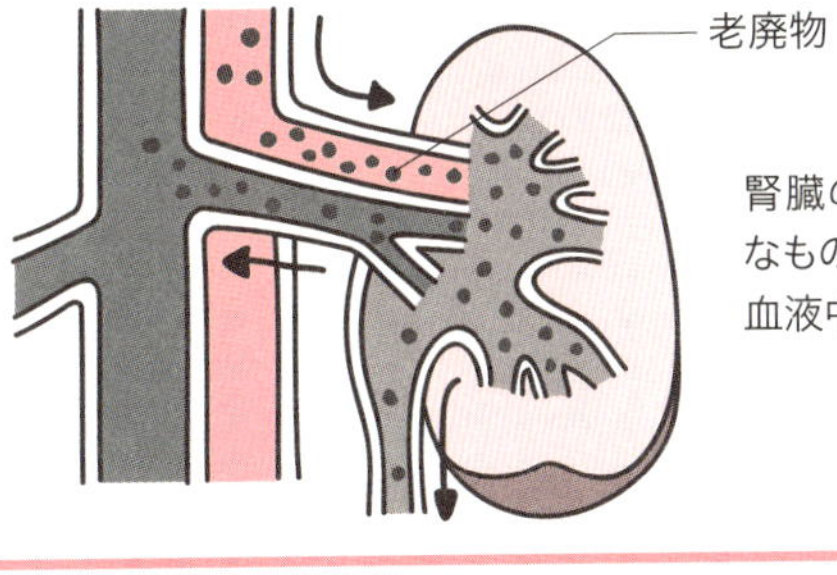

腎臓の機能が低下すると、体に不要なものを濾過する能力が落ちるため、血液中の老廃物が増える。

早期発見には自覚症状をあてにしない

必ずしも症状が出るとは限らない

腎臓病は病気の種類によって、症状の出方が異なります。大きくは、症状が出る急性症状タイプと、症状が出ない無症状タイプの2つに分けられます。

急性症状タイプは、むくみが出る、血圧が高くなる、おしっこの量が減るなど、症状がはっきりとしているので、本人もすぐに何らかの異常が体に起こっていると気づき、治療が遅れることはほとんどありません。

一方の無症状タイプのほうが問題です。

無症状タイプはその名のとおり、胸が痛い、胃が痛い、おなかが痛いなどの**自覚症状がほとんど現われず、異常があったとしても検査をしないとわからないレベルなので、本人が気がつかないうちに病気が進行して、腎機能の低下が起こっている**のです。やっかいなことに、腎臓病の多くはこの無症状タイプです。

腎臓は「沈黙の臓器」

どんな病気でも、早期発見・早期治療がベストであることはいうまでもありません。ただし、腎臓病に関しては、なかなかむずかしいのが現実です。

腎臓は「沈黙の臓器」と呼ばれ、急性症状タイプ以外では、よほど悪化して機能が低下しない限り、異常のサインを発見できないという特徴があります。

ですから、**自覚症状に頼っていては、腎臓病を早期発見することはできない**と、肝に銘じておくことです。

したがって、学校や職場、市町村で行っている年1回の健康診断は必ず受けることが、早期発見のためには大切になります。

腎臓病のタイプによって症状は異なる

このタイプが多い
ほとんど自覚症状がない
無症状タイプ

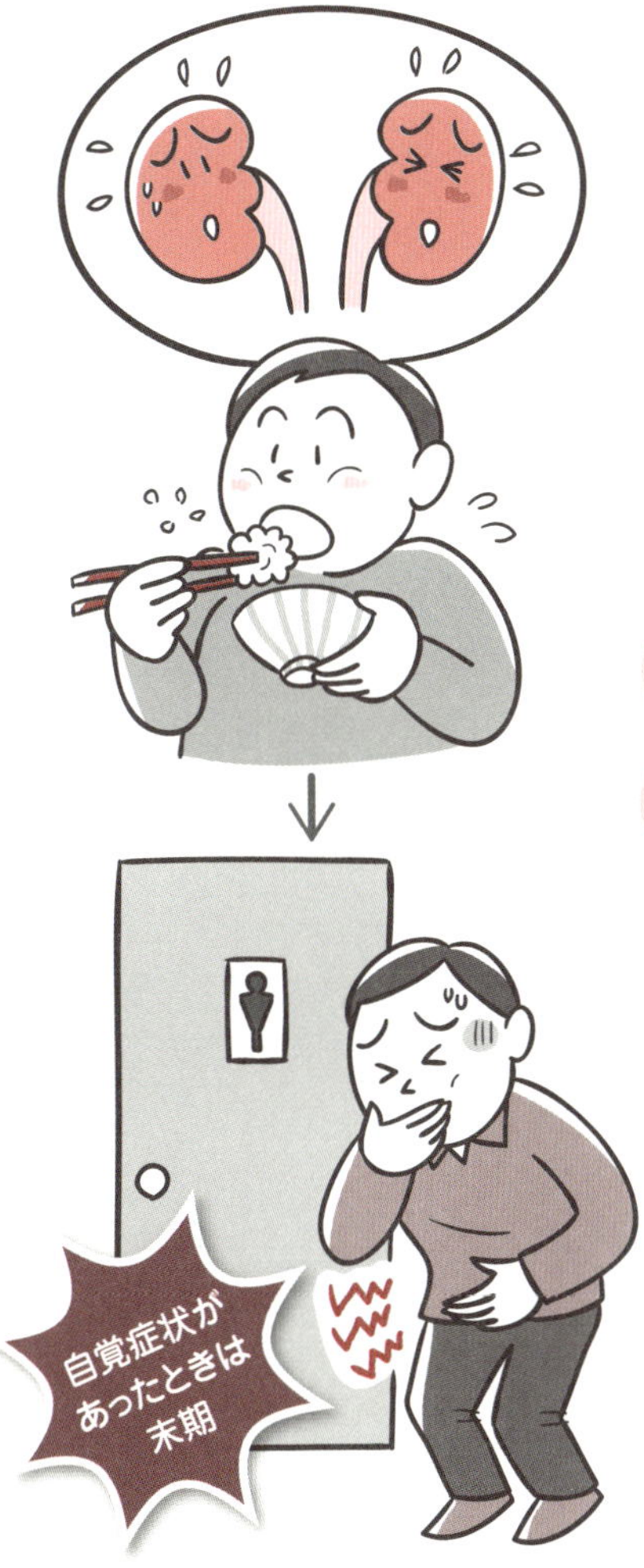
自覚症状があったときは末期

徐々に腎臓がダメージを受け、病気が進行する。自覚症状が現われたときは、末期に至っていることが多い。

症状が顕著に現われる
急性症状タイプ

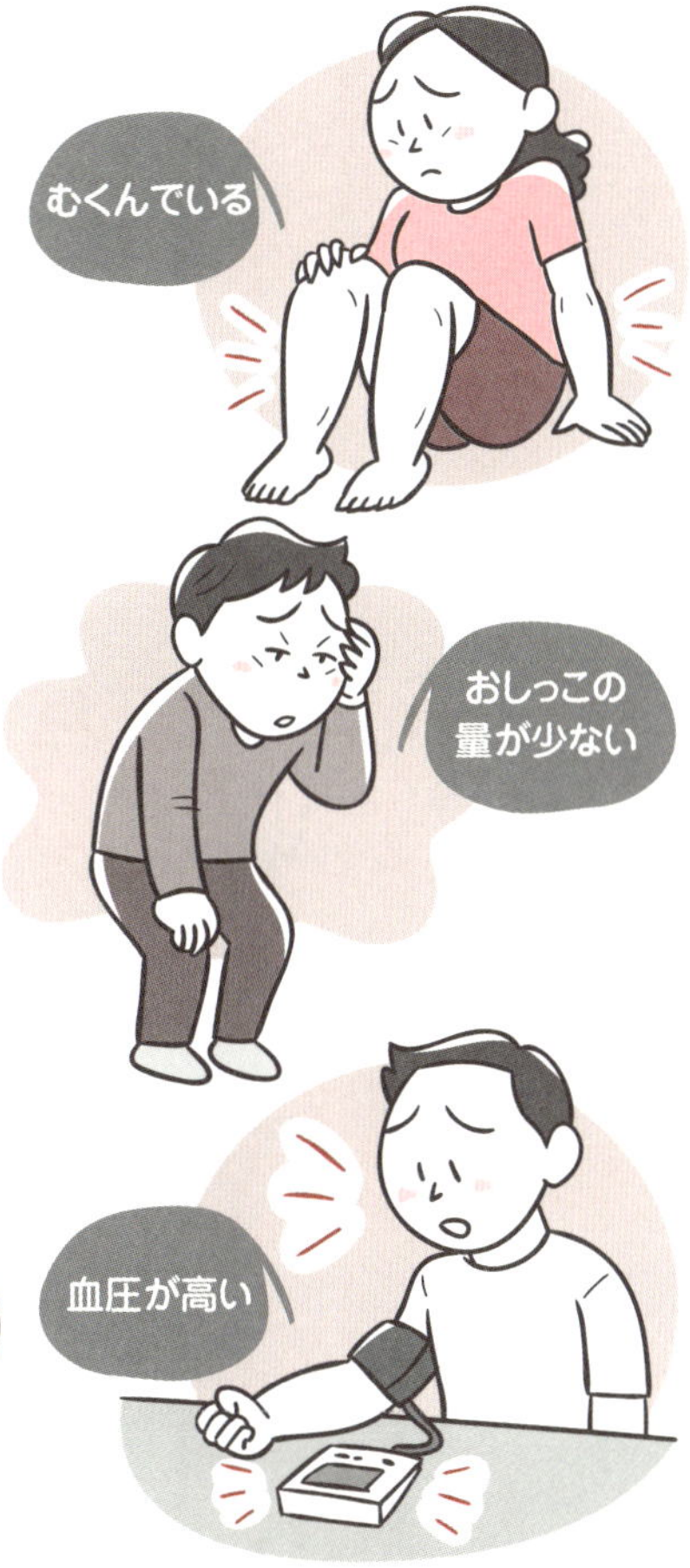
むくんでいる
おしっこの量が少ない
血圧が高い

症状が出るので病気にすぐ気づける

ある日突然、上記のような症状が現われるため、すぐに異常に気づくことができる。

症状がみえる場合もある

特に朝、顔や手足がむくむ

腎臓は体内の水分やナトリウムの量を調節していますが、腎臓病になるとその働きがうまくできなくなり、**余分な水分がたまって、特に、朝むくみが生じます**。

血液中のたんぱく質には、血管の外にある間質《かんしつ》などの組織から水分を血管内に引き込む作用があります。腎臓病になると、血液中のたんぱく質が尿中に出て失われます。すると、間質の水分を引き込めず、逆に血液中の水分も間質に漏れて、むくみの原因になります。

むくみが出やすい場所

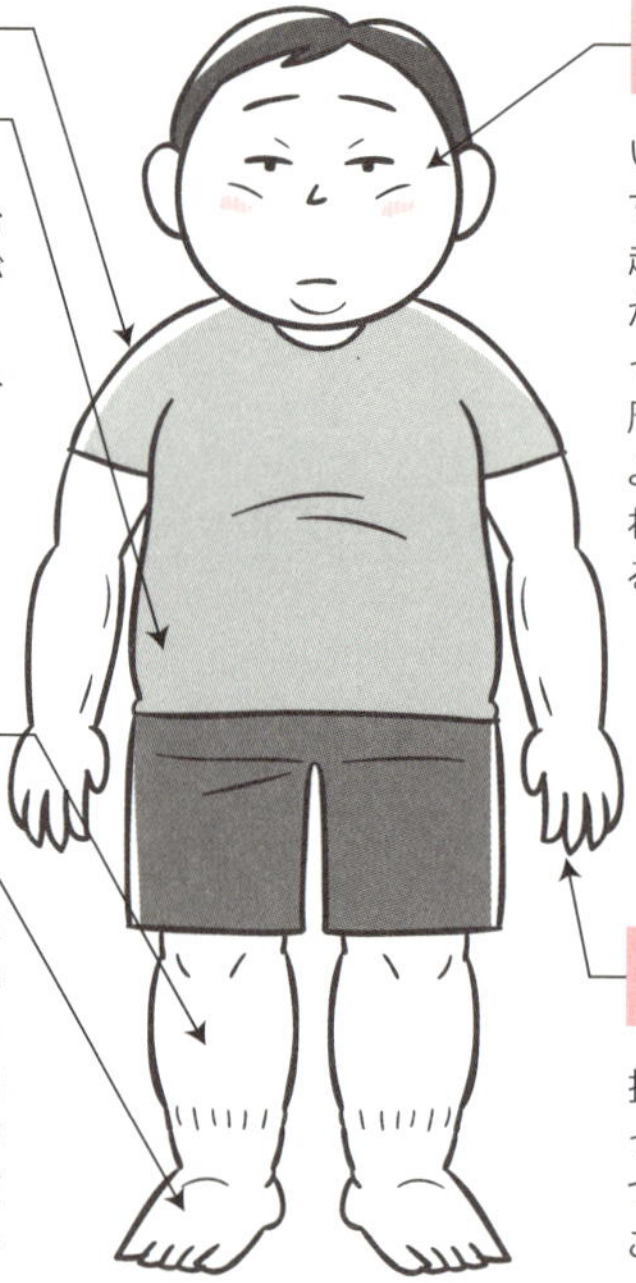

背中
腰、陰部

背中や腰がむくむこともある。腰が重い、だるいのは、背中や腰のむくみが原因のことも。

顔

いちばんむくみやすいのは顔や足。起床直後にまぶたが腫《は》れぼったくなっていたり、目の周囲が腫れているように見える。しわが目立たなくなることもある。

すね
足の甲

靴がきつくなったり、靴下のゴムの跡が深くくっきりと残ったりする。指ですねや甲を10秒ほど押すと、くぼんだままなかなか元に戻らない。

手の指

指が曲げにくくなったり、指輪がきつくなって気づくことが多い。

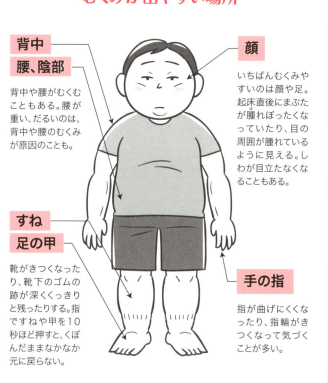

高血圧は腎臓病の症状であり、原因でもある

腎臓病では、血液の濾過《ろか》機能が低下してきます。これを高めるには、腎臓への血流を増やす、つまり血圧を上げる必要があります。

そこで、腎臓からレニンというホルモンが分泌され、血圧を上げます。血圧の上昇は、腎臓への血流をよくするための結果（症状）なのです。高血圧の状態が長く続くと、全身の血管では動脈硬化が進行します。腎臓は血管のかたまりのような臓器なので、**高血圧が続くと耐え切れずに腎臓の糸球体《しきゅうたい》が壊れてしまい、腎臓病が悪化**します。腎臓病が悪化すると濾過機能を補うため、さらに高血圧を助長するという悪循環に陥ってしまいます。

血圧の分類を知っておく

高血圧……［診察室で測る］収縮期血圧130mmHg以上／拡張期血圧80mmHg以上
［家庭で測る］　収縮期血圧125mmHg以上／拡張期血圧75mmHg以上

●家庭での目安が各値よりそれぞれ5mmHg低いのは、診察室よりリラックスして計測できるから。

分類	収縮期血圧（mmHg）		拡張期血圧（mmHg）
正常血圧	120未満	かつ	80未満
正常高値血圧	120〜129	かつ	80未満
高値血圧	130〜139	かつ／または	80〜89
Ⅰ度高血圧	140〜159	かつ／または	90〜99
Ⅱ度高血圧	160〜179	かつ／または	100〜109
Ⅲ度高血圧	180以上	かつ／または	110以上
（孤立性）収縮期高血圧	140以上	かつ	90未満

（『高血圧治療ガイドライン2019』（日本高血圧学会）より作成）

頭痛や発熱、だるさがある場合も

腎臓病では、発熱など風邪のような症状が出ることがあります。熱に加えてむくみや血尿、尿の量に変化があるときには、風邪ではなく、腎臓病の可能性が高いといえます。また**急に高血圧が進むため、頭痛やめまい、肩こり、動悸《どうき》を訴える**人もいます。

腎臓病が進行して腎機能が著しく低下すると、だるさや頭痛が現われます。疲れがなかなかとれないのは、体内の老廃物の排泄がうまくできなくなったせいです。さらに、腎臓から分泌される造血ホルモンが減ると貧血になるため、顔色が悪くなって、動悸や息切れもするようになります。

痛みがサインのこともある

わき腹が痛い

急性腎盂腎炎や腎臓結石では、わき腹が痛くなることがある。左右どちらかだけに特に強い痛みがあるときは要注意。腎臓がんでも痛みが出ることがある。

背中をたたくと痛い

ふだんは何ともないが、背中や腰をたたいたときに痛みがあるときは、腎盂《う》腎炎や腎臓結石の疑いがある。

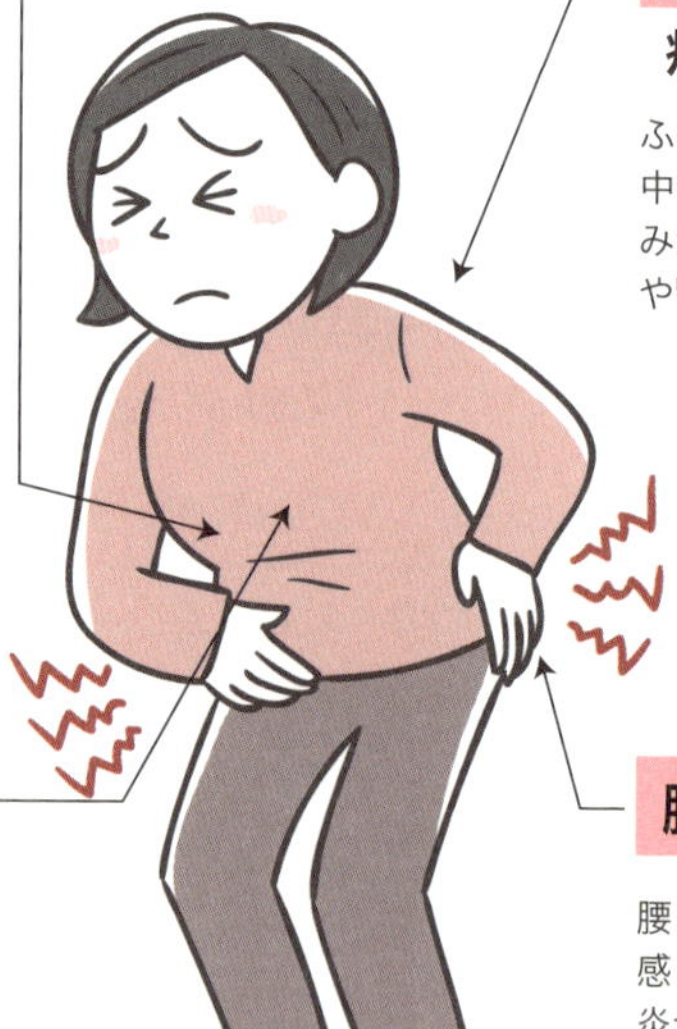

腹部が痛い

腎臓がんや多発性嚢胞《のうほう》腎（→P88）では腹痛がみられることがある。多発性嚢胞腎では、腹部にしこりが触れることもある。

腰が痛い

腰の鈍い痛みや重苦しい感じが続くときは、腎盂腎炎や腎臓・尿路結石の疑いがある。

悪化するとけいれんや神経マヒを起こすことも

腎機能が著しく低下して慢性腎不全（↓P82）に陥ると、血液中に老廃物がたまり、その毒素が全身を回って、**強いかゆみが出たり、水分のバランスがとれず、むくんだり、うっ血症状による目の充血**などの症状が現われます。

最終的に「尿毒症《にょうどく》」になると、治療は人工透析《とうせき》しかありません。治療が遅れると死亡することもあるので、尿毒症と診断されたら、すぐに透析療法を開始します。

しかし、いちばん大切なのは、**尿毒症になる前に治療を始めること**。検査で異常を指摘されたら、詳しい検査を受けて自分の腎臓の状態を把握しておきましょう。

悪化すると出てくる症状

全身の強いかゆみ
血液中に老廃物がたまり、その毒素が全身に回るため、かゆみが出る。

目の充血
血液中に老廃物がたまり、その毒素が全身に回った結果、目が充血することも。

下痢や吐き気
胃痛や腹痛もあり、嘔吐《おうと》や下痢を伴うことも。

吐く息がにおう
アンモニアのような口臭がある。

マヒ、けいれん
手足のしびれや知覚異常が感じられる。

昏睡《こんすい》
意識がもうろうとして、昏睡状態に陥る。

息苦しい
肺で酸素が取り込めず、呼吸ができなくなる肺水腫や低酸素血症によって息苦しくなる。

尿毒症になると
血液中に老廃物などがたまり、その毒素によって全身の臓器がダメージを受ける。最悪の場合は脳が侵されて昏睡に陥り、死亡することもある。心臓肥大、心不全になったり、肺炎などの呼吸器の感染症にもかかりやすくなる（→P83）。

たんぱく尿が陽性の人は必ず再検査を

たんぱく尿は腎臓の異常を知らせるサイン

多くの腎臓病は自覚症状が乏しいため、定期的な検査が不可欠です。腎臓病の可能性があるとき、検査でよくみられる異常が「たんぱく尿」です。

腎臓では糸球体《しきゅうたい》というフィルター部分で血液を濾過《ろか》していますが、**糸球体に異常が発生すると、**本来**濾過されないたんぱくが大量に漏れる**ようになります。そのため、尿中に通常よりも多い量のたんぱくが出てしまうのです。

健康な人の尿の中にもある程度の量のたんぱくが排泄されていますが、一定量を超えて出ているときには、たんぱく尿であると判定されます。健康診断などでは、尿中のたんぱくが15～30mg／dLで「＋－」、30mg／dL以上で「＋」と表示されます。含まれるたんぱくが多くなるにしたがって「＋＋」「＋＋＋」というように数が増えていきます。

先生、教えて！

再検査を受けると異常が見つからないのはなぜ?

健康診断で「たんぱく尿」が出て再検査になったのに、実際に再検査を受けたところ、「異常なし」と診断されることもよくあります。不思議に思っている人も多いでしょう。

ひとつの可能性としては、健康診断の際に尿を採る時間帯が関係しています。日中に採尿すると、たんぱく尿が出ることがあるのです。これを「生理的たんぱく尿」といい、軽い運動や入浴後、発熱などが原因となるもので、病気ではありません。

腎臓病かどうかを判定するには、起床後すぐの尿（早朝第一尿）を検査したり、1日の尿をためて検査する「蓄尿《ちくにょう》検査」（→次ページ）が必要です。

症状がなくても再検査は必ず受ける

たんぱく尿が出たときは、再検査を受けるように指示があるので、必ず受けてください。

なかには、たんぱく尿を指摘されても、「検査の日は疲れていたから」とか、「立ちっぱなしだと出ることがあるから」などと勝手に理由をつけて、再検査を受けない人が多いのですが、これは間違いです。

繰り返しになりますが、特に症状がないからといって、油断は禁物です。**腎臓病の多くは症状がほとんどないことを忘れないでください。**

なお、再検査は腎臓内科や泌尿器科などで受けられます。

尿検査だけでも4つの方法がある

	方法	目的
随時尿	病院に行ったとき、その場でおしっこを採って調べる。	健康診断などで行われる。スクリーニング(ふるい分け)のために行われることが多い。
早朝尿	朝、起床直後の尿を採る方法。前日の就寝前に排尿を済ませておくことが大事。	睡眠中(安静にしていたとき)に濃縮された尿を調べることができるため、腎臓病の診断には非常に有効な検査。
分杯尿(二分杯尿試験法)	排尿時の始めから3分の2の尿を採り、さらに残りの尿を2〜3回に分けて採る。	1回の尿の始めから途中、尿の最後のほうと採取を分けることで、どこに感染部位があるか、どこから出血しているかを推測するのに有効。
蓄尿	1日分またはある一定期間の尿をためておいて調べる。	尿の総量を調べたり、1日のたんぱく質や食塩の摂取量・排泄量を調べることができる。腎機能の働きもわかる。

尿検査では何がわかる？

尿に混じっているものから病気を探る

腎臓病の検査では、尿検査は最も基本的かつ重要です。尿に混じっているものをヒントに、病気の種類や原因を探っていくことができるからです。

尿検査で調べることができる項目は左ページのとおりです。**重要なのがたんぱく尿、潜血《せんけつ》反応（血尿）、尿糖、尿沈渣《ちんさ》、微量《びりょう》アルブミン尿、低分子たんぱく尿**などです。特にたんぱく尿の検査で、たんぱく質の成分を調べることで、腎臓病の種類を探ることができます。

たんぱく質の成分のうち、アルブミンが多い場合は、腎臓の糸球《しきゅう》体《たい》に異常があることがわかります。

また、微量アルブミン尿は糖尿病や高血圧が原因となる腎臓病の早期発見に有効です。低分子たんぱく尿は、尿細管《にょうさいかん》に問題があるかどうかを調べることが可能です。

腎臓病には血尿というサインがありますが、多くの場合は、尿の色を肉眼で見ただけではわかりません。目に見えなくても、血液が混じっていることがよくあるからです。それを確認するには、尿沈渣という検査で尿中に含まれる成分を詳しく調べる必要があります。

尿沈渣で尿の成分を詳しく調べる

円柱（血球や細胞が円柱状に固まったもの）

細菌　**赤血球**　**白血球**　**結晶**　**上皮《じょうひ》細胞**

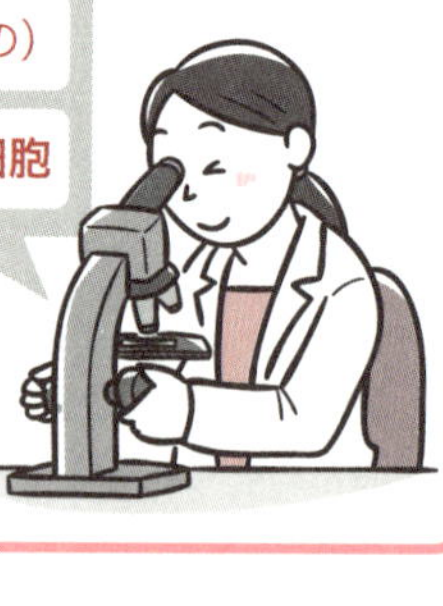

尿を遠心分離器にかけて、沈殿物を顕微鏡で見る。沈殿物には血球や細胞などが混じっており、この量が基準値を超えていれば、異常とわかる。特に円柱の成分や形状は腎臓病の診断に有効。

尿検査で調べる主な項目

項目	目的
たんぱく尿	病的なたんぱく尿(1日に150㎎以上)は、その成分の40%がアルブミンであるため、これに反応する試験紙を用いる。アルブミンが陽性であれば、糸球体に何らかの異常があることがわかる。ただし、試験紙ではアルブミン以外のたんぱくは検出できない。
潜血反応	試験紙を用いて行う。血尿のほか、ヘモグロビン尿、ミオグロビン尿で陽性反応が出る。ただし、精度を高めるには尿沈渣が必須。
尿糖	「陰性」なら正常。血糖値が160～170㎎/dL以上になると尿糖が出て「陽性」になる。糖尿病や糖尿病性腎症の早期発見に役立つ。
尿沈渣	尿の中の固形成分の形や数を調べる。血球や円柱、細胞、細菌などの有無や量によって、目に見えない「顕微鏡的血尿」や、細菌感染などを調べることができる(→右下囲み)。
微量アルブミン尿	尿中のアルブミンというたんぱく質を調べる検査。ごく少量でも検出できるため、糖尿病性腎症(→P62)や高血圧による腎臓障害の早期発見に有効。
低分子たんぱく尿	アルブミンよりも小さい低分子たんぱくを調べる検査。本来なら尿細管で再吸収されるはずの低分子たんぱくが検出されれば、尿細管・間質性腎炎(→P85)などの尿細管の異常がわかる。
尿のpH	健康な人の血液のpH《ペーハー》は平均で7.4の弱アルカリ性。尿細管に異常があると、血液中の酸の排泄がうまくできず、血液のpHが低くなる。それは尿のpHにも反映されるので、尿細管の異常がわかる。
尿中ケトン体	ケトン体は肝臓でつくられ、筋肉などでエネルギー源として使われる代謝物の一種。尿中に多く排泄されているときは、糖尿病が進行していることが疑われる。
細菌検査	尿路感染症などが疑われているときに行う。細菌の特定をしたり、細菌の量を調べる。
細胞診	がんの検査で行われる。尿中に含まれる腎臓や尿路の細胞を調べ、がんの有無を判定する。

血液検査は診断・経過観察には不可欠

血液を調べると腎臓の働きがわかる

尿検査と同様に腎臓病の診断に欠かせないのが、血液検査です。

腎臓には、全身をめぐる血液を濾過《ろか》し、体に不要なものを尿中に排泄する働きがあります。

その機能に何らかの異常が発生すると、**老廃物が血液中に残ってしまったり、本来必要な成分が血液中から失われたりします。**

つまり、血液検査を行い、その異常の種類を詳しく調べることにより、腎臓の働き具合がわかるというわけです。

血液検査の主な項目は、左ページの表のとおりです。患者さんは血液を採取されるだけなので、検査の負担も軽くなっています。

たとえば、健康診断などでもよく調べる血清クレアチニンの数値と自分の年齢を、P40～41の早見表に当てはめるだけで、腎機能を推測することができます。チェックしてみましょう。

腎臓に悪影響を及ぼしている病気がわかる

血液検査は腎臓の異常を示すだけでなく、腎臓病の原因や、進行を促す要因をみつけるのにも有効です。

たとえば、赤血球やヘモグロビンなどは貧血の有無を知らせ、腎臓病によって貧血が進んでいるかどうかを調べることができます。

白血球の項目では、感染症の有無がわかります。

コレステロールや中性脂肪値が高ければ脂質異常症が疑われ、それが腎臓病を悪化させている要因になっていることがわかります。

さらに血液中のナトリウムやカリウム、リンなどの電解質の濃度は、腎機能を知る目安となるので、経過を観察するうえでも大切な検査といえます。

腎臓病で行われる主な血液検査

検査項目	標準値	特徴
白血球数	3.5～9.0×10³/μL	急性腎盂腎炎などの感染症があると上昇する。
赤血球数	男性 430～570×10⁴/μL 女性 370～490×10⁴/μL	慢性腎不全などで貧血が進行すると減少する。
ヘモグロビン	男性 13.5～17.0g/dL 女性 11.0～15.0g/dL	慢性腎不全などで貧血が進行すると減少する。
ヘマトクリット	男性 40～50% 女性 35～45%	慢性腎不全などで貧血が進行すると低下する。
HbA1c	4.6～6.2%	過去1か月の平均血糖を表す。高いと糖尿病と診断される。
血清クレアチニン	男性 0.7～1.1mg/dL 女性 0.5～0.9mg/dL	腎機能低下が進行すると上昇する。
尿素窒素	9～21mg/dL	腎機能低下が進行すると上昇する。
尿酸値	男性 3.0～7.0mg/dL 女性 2.0～5.5mg/dL	高い場合は痛風腎の可能性がある。7.0mg/dL以上になると、痛風発作が起こることも。
血清総たんぱく	6.5～8.2g/dL	尿にたんぱくが大量に出ていると低下する。ネフローゼ症候群では特に低下する。
血清アルブミン	3.6～5.0g/dL	たんぱくの成分の一種で、尿たんぱくが多いときは低下する。ネフローゼ症候群では特に低下する。
総コレステロール	120～220mg/dL	高いときは脂質異常症が疑われる。脂質異常症は腎機能を低下させる。またネフローゼ症候群では特に上昇する。
中性脂肪	30～150mg/dL	高いときは脂質異常症、高中性脂肪血症が疑われる。またネフローゼ症候群では特に上昇する。
血清ナトリウム(Na)	135～145mEq/L	ネフローゼ症候群、腎不全などで腎機能が低下すると、低くなる。
血清クロール(Cl)	96～105mEq/L	塩素イオンのこと。ナトリウムと一緒に存在するので、血清ナトリウムと連動して変化する。高いときは尿細管の異常が疑われる。
血清カリウム(K)	3.5～5.0mEq/L	低いときは二次性高血圧、尿細管の異常が疑われる。急性・慢性腎不全では高くなる。
血清カルシウム(Ca)	8.8～10.1mg/dL	ネフローゼ症候群、慢性腎不全では低下する。急性腎不全の場合は上昇する。
血清リン(P)	2.5～4.5mg/dL	慢性腎不全では上昇する。ビタミンD欠乏症になると低下する。

(『コメディカルのためのCKD療養指導マニュアル』(南江堂)より)

男性

血清クレアチニン値による腎機能早見表 (mL／分／1.73㎡)

($eGFRcreat = 194 \times Cr^{-1.094} \times$ 年齢(歳)$^{-0.287}$)

血清Cr (mg/dL)	年齢													
	20	25	30	35	40	45	50	55	60	65	70	75	80	85
0.60	143.6	134.7	127.8	122.3	117.7	113.8	110.4	107.4	104.8	102.4	100.2	98.3	96.5	94.8
0.70	121.3	113.8	108.0	103.3	99.4	96.1	93.3	90.7	88.5	86.5	84.7	83.0	81.5	80.1
0.80	104.8	98.3	93.3	89.3	85.9	83.1	80.6	78.4	76.5	74.7	73.2	71.7	70.4	69.2
0.90	92.1	86.4	82.0	78.5	75.5	73.0	70.8	68.9	67.2	65.7	64.3	63.1	61.9	60.8
1.00	82.1	77.0	73.1	69.9	67.3	65.1	63.1	61.4	59.9	58.5	57.3	56.2	55.2	54.2
1.10	74.0	69.4	65.9	63.0	60.6	58.6	56.9	55.3	54.0	52.7	51.6	50.6	49.7	48.8
1.20	67.3	63.1	59.9	57.3	55.1	53.3	51.7	50.3	49.1	48.0	46.9	46.0	45.2	44.4
1.30	61.6	57.8	54.9	52.5	50.5	48.8	47.4	46.1	45.0	43.9	43.0	42.2	41.4	40.7
1.40	56.8	53.3	50.6	48.4	46.6	45.0	43.7	42.5	41.5	40.5	39.7	38.9	38.2	37.5
1.50	52.7	49.4	46.9	44.9	43.2	41.8	40.5	39.4	38.4	37.6	36.8	36.1	35.4	34.8
1.60	49.1	46.1	43.7	41.8	40.2	38.9	37.7	36.7	35.8	35.0	34.3	33.6	33.0	32.4
1.70	46.0	43.1	40.9	39.1	37.7	36.4	35.3	34.4	33.5	32.8	32.1	31.4	30.9	30.3
1.80	43.2	40.5	38.4	36.8	35.4	34.2	33.2	32.3	31.5	30.8	30.1	29.5	29.0	28.5
1.90	40.7	38.2	36.2	34.6	33.3	32.2	31.3	30.4	29.7	29.0	28.4	27.8	27.3	26.9
2.00	38.5	36.1	34.2	32.8	31.5	30.5	29.6	28.8	28.1	27.4	26.8	26.3	25.8	25.4
2.10	36.5	34.2	32.5	31.1	29.9	28.9	28.0	27.3	26.6	26.0	25.5	25.0	24.5	24.1
2.20	34.7	32.5	30.9	29.5	28.4	27.5	26.6	25.9	25.3	24.7	24.2	23.7	23.3	22.9
2.30	33.0	31.0	29.4	28.1	27.1	26.2	25.4	24.7	24.1	23.5	23.0	22.6	22.2	21.8
2.40	31.5	29.6	28.0	26.8	25.8	25.0	24.2	23.6	23.0	22.5	22.0	21.6	21.2	20.8
2.50	30.1	28.3	26.8	25.7	24.7	23.9	23.2	22.5	22.0	21.5	21.0	20.6	20.2	19.9
2.60	28.9	27.1	25.7	24.6	23.7	22.9	22.2	21.6	21.1	20.6	20.2	19.8	19.4	19.1
2.70	27.7	26.0	24.7	23.6	22.7	21.9	21.3	20.7	20.2	19.8	19.3	19.0	18.6	18.3
2.80	26.6	25.0	23.7	22.7	21.8	21.1	20.5	19.9	19.4	19.0	18.6	18.2	17.9	17.6
2.90	25.6	24.0	22.8	21.8	21.0	20.3	19.7	19.2	18.7	18.3	17.9	17.5	17.2	16.9
3.00	24.7	23.2	22.0	21.0	20.2	19.6	19.0	18.5	18.0	17.6	17.2	16.9	16.6	16.3
3.10	23.8	22.3	21.2	20.3	19.5	18.9	18.3	17.8	17.4	17.0	16.6	16.3	16.0	15.7
3.20	23.0	21.6	20.5	19.6	18.9	18.2	17.7	17.2	16.8	16.4	16.1	15.7	15.5	15.2
3.30	22.2	20.9	19.8	18.9	18.2	17.6	17.1	16.6	16.2	15.9	15.5	15.2	14.9	14.7
3.40	21.5	20.2	19.2	18.3	17.6	17.1	16.5	16.1	15.7	15.3	15.0	14.7	14.5	14.2
3.50	20.9	19.6	18.6	17.8	17.1	16.5	16.0	15.6	15.2	14.9	14.6	14.3	14.0	13.8
3.60	20.2	19.0	18.0	17.2	16.6	16.0	15.5	15.1	14.8	14.4	14.1	13.8	13.6	13.3
3.70	19.6	18.4	17.5	16.7	16.1	15.5	15.1	14.7	14.3	14.0	13.7	13.4	13.2	13.0
3.80	19.1	17.9	17.0	16.2	15.6	15.1	14.7	14.3	13.9	13.6	13.3	13.0	12.8	12.6
3.90	18.5	17.4	16.5	15.8	15.2	14.7	14.2	13.9	13.5	13.2	12.9	12.7	12.4	12.2
4.00	18.0	16.9	16.0	15.3	14.8	14.3	13.9	13.5	13.1	12.8	12.6	12.3	12.1	11.9

□ G1＋2(G1＝正常または高値、G2＝正常または軽度低下)　■ G3a(軽度～中等度低下)　■ G3b(中等度～高度低下)
■ G4(高度低下)　■ G5(末期腎不全)

(『CKD診療ガイド2012』(日本腎臓学会編)より)

女性

血清クレアチニン値による腎機能早見表（mL／分／1.73㎡）

（eGFRcreat＝194×$Cr^{-1.094}$×年齢（歳）$^{-0.287}$×0.739）

血清Cr (mg/dL)	年齢													
	20	25	30	35	40	45	50	55	60	65	70	75	80	85
0.60	106.1	99.5	94.5	90.4	87.0	84.1	81.6	79.4	77.4	75.7	74.1	72.6	71.3	70.0
0.70	89.6	84.1	79.8	76.3	73.5	71.0	68.9	67.1	65.4	63.9	62.6	61.3	60.2	59.2
0.80	77.5	72.7	68.9	66.0	63.5	61.4	59.5	57.9	56.5	55.2	54.1	53.0	52.0	51.1
0.90	68.1	63.9	60.6	58.0	55.8	54.0	52.3	50.9	49.7	48.6	47.5	46.6	45.7	45.0
1.00	60.7	56.9	54.0	51.7	49.7	48.1	46.6	45.4	44.3	43.3	42.4	41.5	40.8	40.1
1.10	54.7	51.3	48.7	46.6	44.8	43.3	42.0	40.9	39.9	39.0	38.2	37.4	36.7	36.1
1.20	49.7	46.6	44.2	42.3	40.7	39.4	38.2	37.2	36.3	35.4	34.7	34.0	33.4	32.8
1.30	45.5	42.7	40.5	38.8	37.3	36.1	35.0	34.1	33.2	32.5	31.8	31.2	30.6	30.1
1.40	42.0	39.4	37.4	35.8	34.4	33.3	32.3	31.4	30.6	29.9	29.3	28.7	28.2	27.7
1.50	38.9	36.5	34.7	33.2	31.9	30.9	29.9	29.1	28.4	27.8	27.2	26.6	26.2	25.7
1.60	36.3	34.0	32.3	30.9	29.7	28.8	27.9	27.1	26.5	25.9	25.3	24.8	24.4	24.0
1.70	34.0	31.9	30.2	28.9	27.8	26.9	26.1	25.4	24.8	24.2	23.7	23.2	22.8	22.4
1.80	31.9	29.9	28.4	27.2	26.1	25.3	24.5	23.9	23.3	22.7	22.3	21.8	21.4	21.1
1.90	30.1	28.2	26.8	25.6	24.6	23.8	23.1	22.5	21.9	21.4	21.0	20.6	20.2	19.8
2.00	28.4	26.7	25.3	24.2	23.3	22.5	21.9	21.3	20.7	20.3	19.8	19.5	19.1	18.8
2.10	26.9	25.3	24.0	23.0	22.1	21.4	20.7	20.2	19.7	19.2	18.8	18.4	18.1	17.8
2.20	25.6	24.0	22.8	21.8	21.0	20.3	19.7	19.2	18.7	18.3	17.9	17.5	17.2	16.9
2.30	24.4	22.9	21.7	20.8	20.0	19.3	18.8	18.2	17.8	17.4	17.0	16.7	16.4	16.1
2.40	23.3	21.8	20.7	19.8	19.1	18.5	17.9	17.4	17.0	16.6	16.3	15.9	15.6	15.4
2.50	22.3	20.9	19.8	19.0	18.3	17.6	17.1	16.7	16.2	15.9	15.5	15.2	15.0	14.7
2.60	21.3	20.0	19.0	18.2	17.5	16.9	16.4	16.0	15.6	15.2		14.6	14.3	14.1
2.70	20.5	19.2	18.2	17.4	16.8	16.2	15.7	15.3	14.9	14.6	14.3	14.0	13.8	13.5
2.80	19.7	18.5	17.5	16.8	16.1	15.6	15.1	14.7	14.4	14.0	13.7	13.5	13.2	13.0
2.90	18.9	17.8	16.9	16.1	15.5	15.0	14.6	14.2	13.8	13.5	13.2	13.0	12.7	12.5
3.00	18.2	17.1	16.2	15.5	15.0	14.5	14.0	13.6	13.3	13.0	12.7	12.5	12.3	12.0
3.10	17.6	16.5	15.7	15.0	14.4	13.9	13.5	13.2	12.8	12.5	12.3	12.0	11.8	11.6
3.20	17.0	15.9	15.1	14.5	13.9	13.5	13.1	12.7	12.4	12.1	11.9	11.6	11.4	11.2
3.30	16.4	15.4	14.6	14.0	13.5	13.0	12.6	12.3	12.0	11.7	11.5	11.2	11.0	10.9
3.40	15.9	14.9	14.2	13.5	13.0	12.6	12.2	11.9	11.6	11.3	11.1	10.9	10.7	10.5
3.50	15.4	14.5	13.7	13.1	12.6	12.2	11.8	11.5	11.2	11.0	10.8	10.5	10.4	10.2
3.60	14.9	14.0	13.3	12.7	12.2	11.8	11.5	11.2	10.9	10.7	10.4	10.2	10.0	9.9
3.70	14.5	13.6	12.9	12.4	11.9	11.5	11.1	10.8	10.6	10.3	10.1	9.9	9.7	9.6
3.80	14.1	13.2	12.5	12.0	11.5	11.2	10.8	10.5	10.3	10.0	9.8	9.6	9.5	9.3
3.90	13.7	12.8	12.2	11.7	11.2	10.8	10.5	10.2	10.0	9.8	9.6	9.4	9.2	9.0
4.00	13.3	12.5	11.9	11.3	10.9	10.6	10.2	10.0	9.7	9.5	9.3	9.1	8.9	8.8

※酵素法で測定したクレアチニン値を用いてください。18歳以上にのみ適用可能です。小児には使用できません。

生化学検査は特に重要

腎臓の濾過機能を示す数値を調べる検査

血液や尿を調べる検査を、生化学検査といいます。腎臓病の診断や経過を観察するうえで重要なのが、**「血液尿素窒素《にょうそちっそ》」「血清クレアチニン」「クレアチニンクリアランス」**の3つの血液検査です。これらは、病気の進行程度がみえてくる重要な検査です。

●血液尿素窒素

血液中に含まれている窒素量を調べる検査で、その数値から尿素の量を割り出します。

腎機能が低下してくると、反比例するように血液尿素窒素の値が上昇してきます。

尿素は、いわば「たんぱく質の燃えカス」。つまり老廃物です。血液中に増えているということは、腎機能が低下し、排泄がうまくいっていないことを示します。

●血清クレアチニン

クレアチニンは、主に筋肉を使ったときに発生する老廃物です。やはり、腎機能が低下するとうまく排泄されず、血液中に増えていきます。

腎臓病の診断では重要なデータで、P40～41で紹介したように腎機能を知る手がかりとなります。

ただし、血清クレアチニンで異常が発見されるときは、腎機能が健康時の50～60％以下になっていることが多いのが現状です。より早期に腎臓病を発見するには、クレアチニンクリアランスという検査が必要不可欠です。

診断を決定づけるには2つの検査が大切

●クレアチニンクリアランス

クレアチニンは、糸球体《しきゅうたい》で濾過《ろか》されると尿細管《にょうさいかん》で分泌も再吸収もされず、尿中に排泄される特性があります。その特性から、血清と尿中のクレアチニンの測定により、

1分間あたり何mLの血液が腎臓で濾過されているかを、蓄尿時間とともにクレアチニンクリアランスを計算し、糸球体濾過量を知ることができます。

クレアチニンクリアランスは、女性より男性のほうが数値が高めに出る傾向があります。高齢になるほど腎機能は低下してくるので、この数値は下がってきます。

クレアチニンクリアランスを調べる際の採尿法には、「短時間法」と「24時間法」の2つがあります。一般的に行われているのは、短時間法です（→下図）。

短時間法とは、水を飲んで60分後に排尿し、その後30分おきに採血と採尿を繰り返して、クレアチニンクリアランスを算出する方法です。

クレアチニンクリアランスの検査法

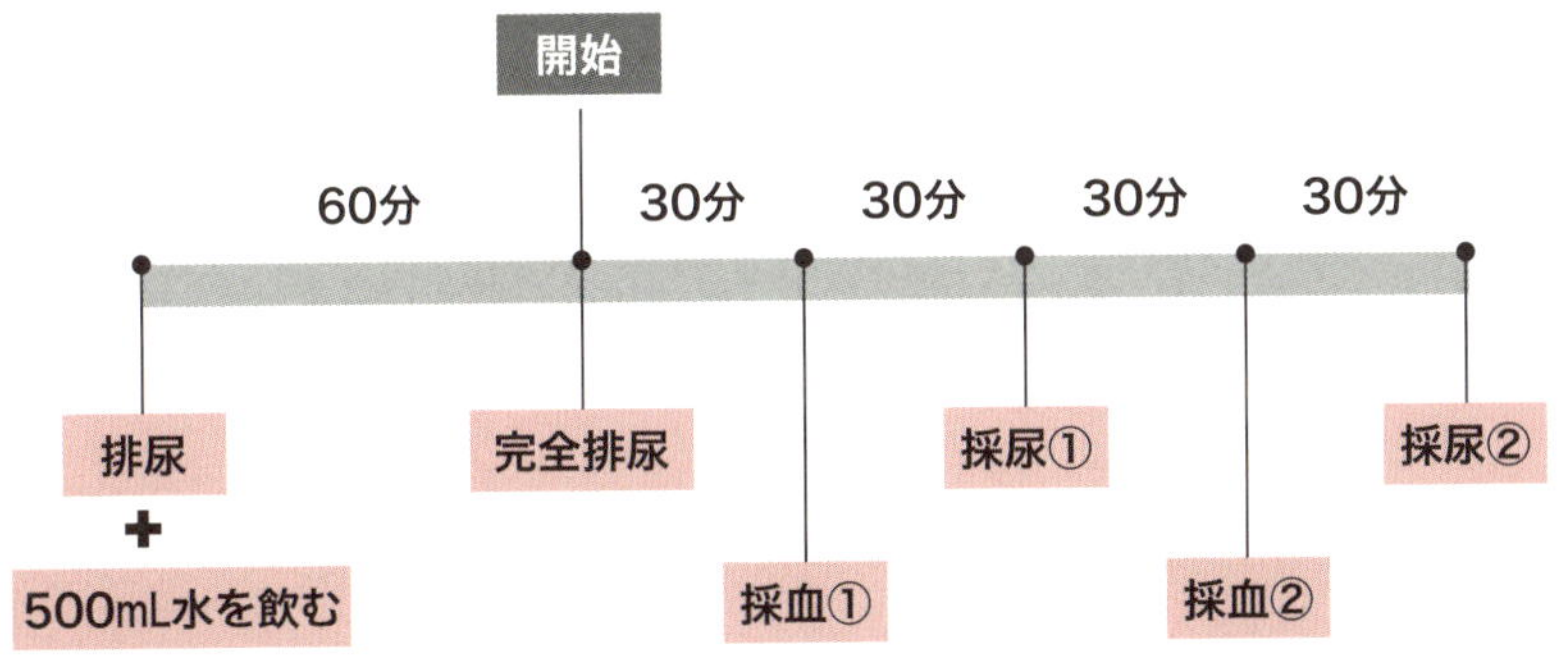

クレアチニンクリアランスの計算方法

$$\frac{\text{尿中クレアチニン(mg/dL)} \times \text{1日の尿量(mL/日)}}{\text{血清クレアチニン(mg/dL)} \times \text{1440(分/日)}}$$

＝

クレアチニンクリアランス(Ccr)(mL/分)

（『CKD診療ガイド2012』（日本腎臓学会編）より）

画像検査で腎臓の形や機能を調べる

必要に応じていくつかの画像検査を組み合わせる

腎臓病の検査では尿検査や血液検査以外に、画像検査が行われることがあります。検査方法はいくつかあり、必要に応じて組み合わせます。

●超音波検査

腹部に超音波をあてることで、腎臓を画像化して調べる方法です。患者さんには苦痛がなく、短時間で行えることから、よく用いられています。

腎臓の位置や形、大きさの診断のほか、腫瘍《しゅよう》や嚢胞《のうほう》（腎臓内に水のたまった袋状のものができる）の有無を調べるのに有効です。

●エックス線による腹部単純撮影

いわゆるレントゲン検査です。腎臓から尿管、膀胱《ぼうこう》までを撮影します。腎臓の大きさや形のほか、結石や石灰化の有無などの診断に有効です。

●造影剤による腎盂・尿路造影

造影剤を腕から注射または静脈点滴して、エックス線で撮影する方法です。一定の間隔（5分、10分、15分、排尿後）をあけて、腎臓から尿管、尿道までを撮影します。尿がつくられて、流れていく様子を観察することができます。

CT検査の画像。腎臓内部の細かい部分まで調べられる。

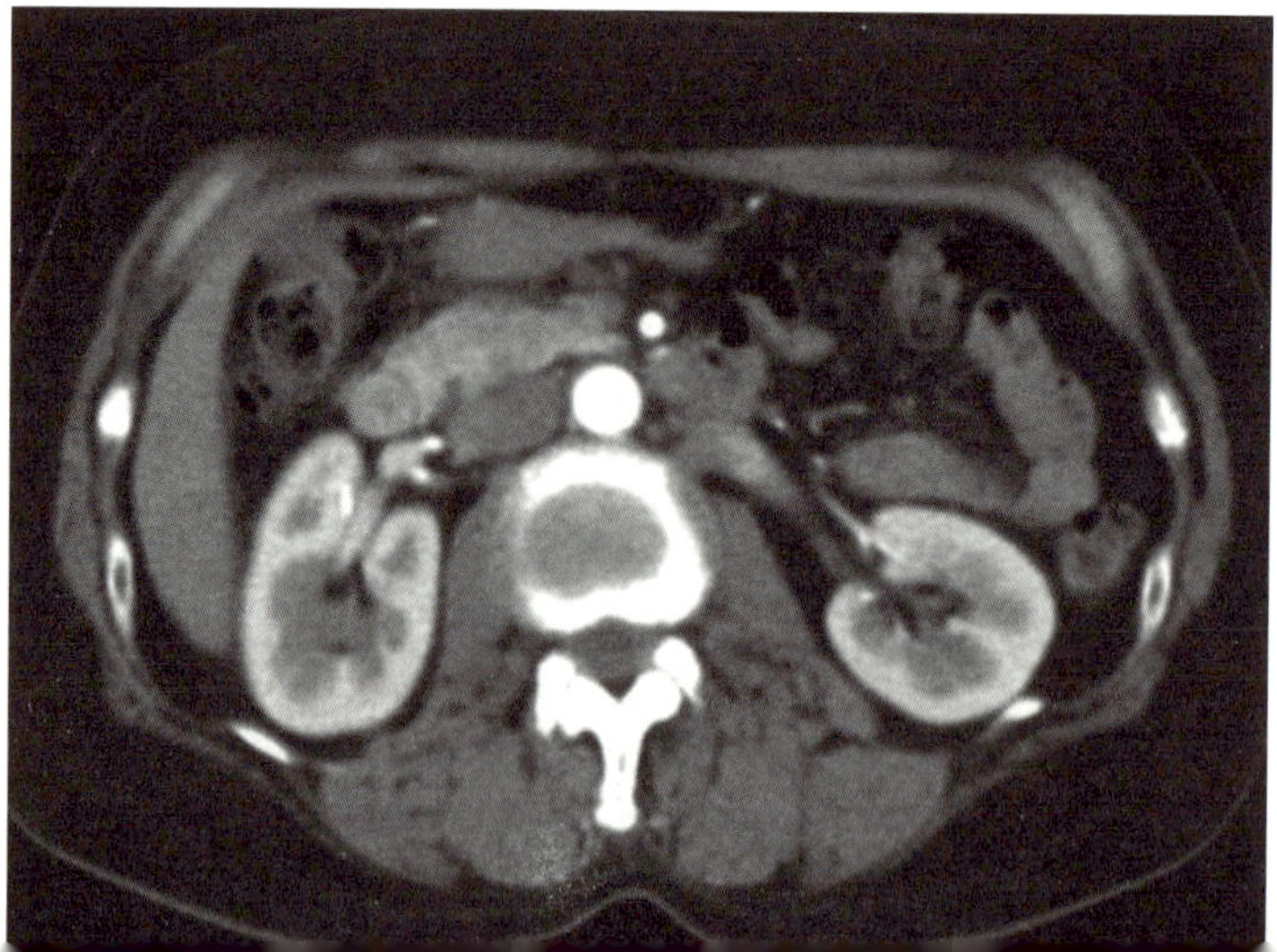

造影剤を用いると、影の濃淡で尿の排泄の状態や、左右の腎機能の差をみることができます。**腎盂《う》腎炎や腎血管性高血圧などの診断に有効**です。

●腎血管造影

造影剤を注入して、エックス線で撮影する方法です。腎動脈の狭窄《きょうさく》（狭くなっている箇所）や腫瘍の発見に有効で、**腎性高血圧、腎臓がんの診断**に用いられます。

●CT検査

コンピュータ断層撮影法ともいい、超音波検査で主に結石、嚢胞などが見つかった場合に行われます。

体を輪切りにした画像が得られるので、エックス線撮影よりも細部の様子を詳しく検査することが可能です。

腹部単純CTでは、横断面から病変がどれだけ進行しているかをみることができます。石灰化の鑑別や、嚢胞の有無を調べるのに有効です。

●MRI／MRA検査

磁気共鳴《じききょうめい》画像撮影法ともいいます。全身をさまざまな角度から撮影できるので、CT検査よりもさらに精密に腎臓内部を調べることができます。

造影剤を使う必要がないため、腎機能障害の人にも用いることができます。

●ラジオアイソトープ検査

微量《びりょう》の放射性物質（人体への影響は少ない）を含む、アイソトープという造影剤を静脈から注射し、腎臓の機能を調べます。

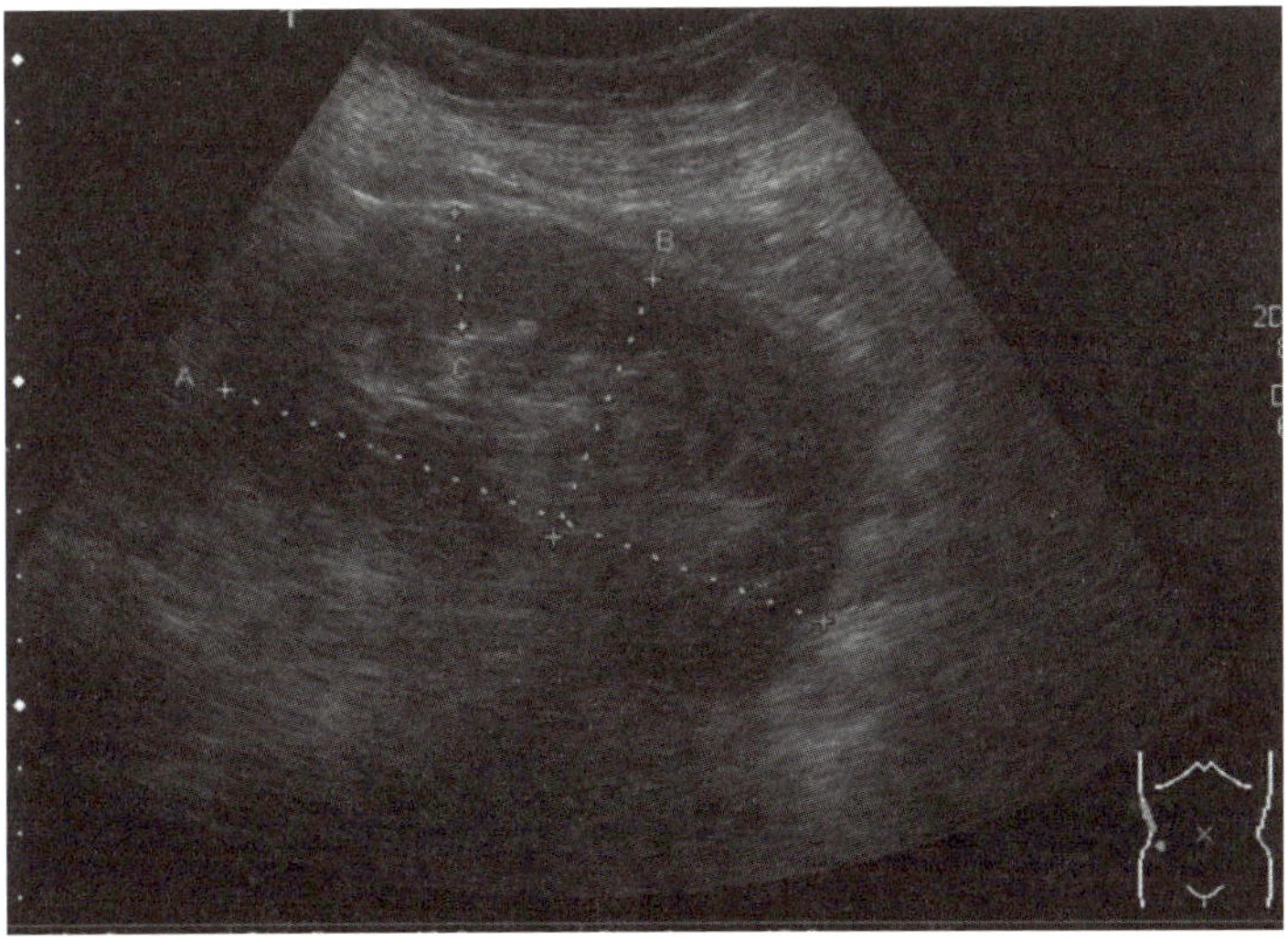

超音波検査の画像。腎臓の大きさや位置がわかる。

腎生検で腎臓の組織を調べる

腎臓の一部を採取して顕微鏡で見る

病気の正確な診断をするために、腎臓の組織そのものを調べる必要が生じることがあります。このとき行われるのが、腎生検《せいけん》です。**糸球《しきゅう》体《たい》腎炎やネフローゼ症候群の病型診断や治療方法の決定のために、最も重要とされる検査**です。

検査の方法は、背中側から針を刺して腎臓の組織を採取します。よく行われるのは、局所麻酔をして、超音波で腎臓を観察しながら採取する方法です。採取にかかる時間は15〜30分程度ですが、腎臓は血流が非常に多い臓器で、そこに針を刺すので大出血に注意しなければなりません。検査後には出血を防ぐために、あお向けのまま2〜8時間の絶対安静が、また、歩行許可が出るまでには18〜24時間が必要です。採った組織は顕微鏡などで詳しく観察します。

腎生検は事前の検査も含めて7〜10日間の入院が必要です。患者さんにも負担がかかりますが、診断や治療を始めるには不可欠な検査であることを理解しておきましょう。

先生、教えて！

そのほかにはどんな検査がありますか？

血清シスタチンCを測定する方法があります。

血清シスタチンCは、早期腎障害の指標として有効とされ、腎臓の濾過《ろか》機能をみることができます。血液検査で調べます。

尿細管《にょうさいかん》の働きを調べるために「尿中NAG」、「β_2ミクログロブリン（β_2-MG）」という検査もあります。

尿中NAG、β_2ミクログロブリンとも、尿細管の障害度合をみることができます。

尿細管の働きが悪くなると、尿細管からの尿の排泄が低下したり、尿細管からの再吸収が悪くなるために、これらの尿中の濃度が上昇してきます。

第 3 章

病気別の経過を正しく理解する

腎臓病は、大きく急性と慢性に分けられます。慢性腎臓病には多くの種類があり、原因や経過について理解することは、治療を進めるうえで、とても大切です。

慢性腎臓病とは

慢性腎臓病の診断には3か月以上必要

肝臓と同様に「沈黙の臓器」と呼ばれる腎臓は、よほど悪化しない限り症状が現われないことが多く、気づかないうちに病気になっていることが少なくありません。しかも発見されても治療に真剣に向き合わない人も多く、時に深刻なほど悪化していることがよくあります。

健康診断などで尿に異常がみつかり、再検査や詳しい検査（血清尿《にょう》素《そ》窒《ちっ》素《そ》、血清クレアチニン、血清カリウムなど）**をして腎機能が落ちていた場合は、3か月程度の間隔をあけて再検査**します。

また、過去（例えば前年など）の健診などで3か月以上前も同様の異常があれば、即座に慢性腎臓病と診断されます。

これまで異常がなく、むくみ、尿量の減少、食欲の低下、全身の倦怠《けんたい》感などの症状がみられ、前述の検査で腎障害がみつかったケースは、急性腎臓病（ＡＫＤ）です。

急激に腎機能が低下する急性腎障害

急性の症状が見られるときは、急性腎障害（ＡＫＩ）と診断される場合もあります。急激な腎機能の低下により、尿から老廃物が排

腎臓病は大きく3つに分けられる

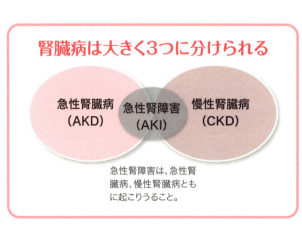

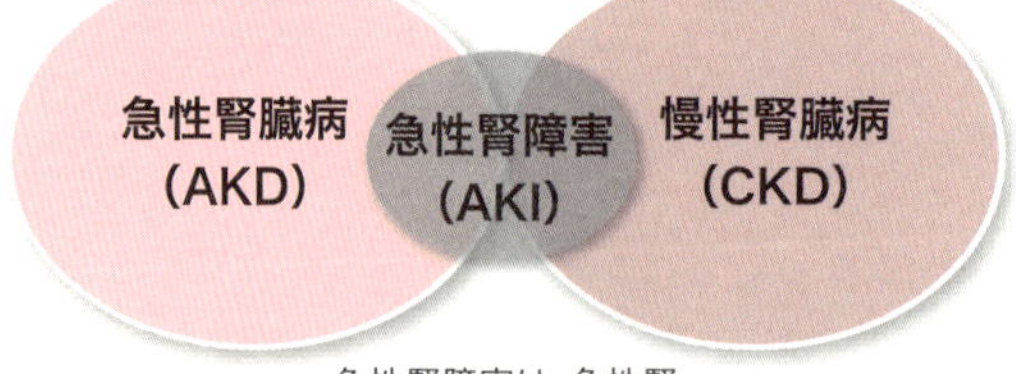
急性腎臓病
(AKD)
急性腎障害
(AKI)
慢性腎臓病
(CKD)

急性腎障害は、急性腎臓病、慢性腎臓病ともに起こりうること。

泄できないことや、体内の水分量や塩分量などを調節できなくなっていることを指します。慢性腎臓病の経過中に、急性腎障害が起こることもあります。

短期間（24時間や3日間など）に急に尿の出が悪くなった場合などが、これにあたります。また、血清クレアチニンの値からも診断することができます（↓左表）。

急性腎障害の定義

尿量 0.5mL/体重(kg)/時間未満が 6時間以上続く
血清クレアチニン値 48時間以内に0.3mg/dL以上上昇する または 7日以内に基準値から1.5倍以上上昇する

以上のどれかに当てはまった場合、急性腎障害とされる。

慢性腎臓病は生活習慣病と関連がある

慢性腎臓病（CKD）は、急性腎臓病や腎機能の低下、腎臓の障害（たんぱく尿や腎臓の形態異常）といったことが3か月以上続いている状態をいいます。**腎機能の低下とは糸球体《しきゅうたい》濾過《ろか》量が60mL／分／1・73㎡未満**のことです。

つまり慢性腎臓病とは、慢性糸球体腎炎（↓P58）、糖尿病性腎症（↓P62）、腎硬化症（↓P66）などさまざまな原因で慢性的に腎障害を来たした場合を指します。

慢性腎臓病は糖尿病や高血圧、高尿酸血症、脂質異常症などの生活習慣病と関連があることがわかっています。腎臓の悪化を防ぐためには、食事の改善や適度な運動、禁煙などをする必要があります。

先生、教えて！

最近貧血がひどいのですが、腎臓病と関係ありますか？

腎機能が落ちてくると、貧血になります。理由は、次のとおりです。

腎臓でつくられるエリスロポエチンという造血ホルモンが、赤血球を増やしています。腎臓の働きが悪くなり、ホルモンを産生する場所が害されてエリスロポエチンの分泌が減ってくると、赤血球をつくる能力が下がることで貧血になるのです。

ステージG3b（→P82）くらいから貧血になる人が現われ、ステージG5末期腎不全になると、すべての患者さんに貧血の症状が現われることになります。

貧血が見つかったらほうっておかず、適切な治療を受けることが大切です。

急性腎臓病（AKD）

急性糸球体腎炎──比較的経過の良好な腎炎

感染症が原因で糸球体に炎症が起こる病気

急性糸球体《しきゅうたい》腎炎とは、腎臓の糸球体という部分に急激に炎症が起こる病気です。最近では公衆衛生が改善しているため、発症頻度は下がり、成人ではまれな病気です。

典型的な症状のパターンとしては、急性咽頭炎《いんとう》や急性扁桃炎《へんとう》、風邪などが治って1〜2週間後に血尿、たんぱく尿、高血圧、むくみなどが現れるというものです。

原因は、A群β《ベータ》溶連《ようれん》菌感染後の発症が典型例ですが、肺炎球菌、EBウイルスなど、さまざまな細菌やウイルスによる場合もあります。

しかし、これらの細菌やウイルスが直接腎臓の糸球体にとりついて炎症を起こさせるわけではありません。細菌やウイルスに感染すると、体内ではそれらを排除するために免疫反応によって、抗原《こうげん》（細菌やウイルス）に対する抗体《こうたい》がつくられます。そして抗原と抗体が結合した「免疫複合体」という物質ができます。これが血流にのって腎臓へと運ばれ、糸球体に付着

糸球体で炎症が起こる

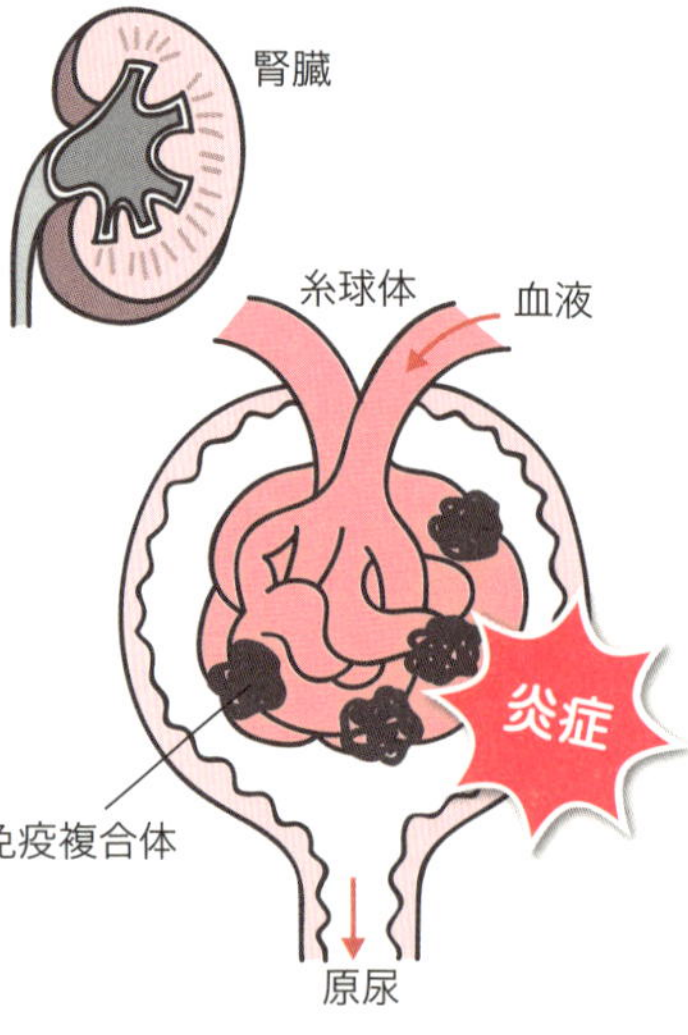

免疫反応でできた免疫複合体が糸球体にとりついて、炎症を起こさせる。糸球体には血液を濾過する毛細血管があり、ここが炎症によって破壊されると、血尿やたんぱく尿が現われる。ついには血液の濾過などの働きが低下する。

して濾過膜《ろか》を詰まらせたり炎症を起こさせるのです。

　このように目づまりや炎症が起こると、濾過がうまくできず、不要な水分や老廃物の排泄ができなくなります。

　さらに、糸球体の毛細血管でフィルターの役割を担っている「基《き》底膜《ていまく》」が破壊されて、健康なときなら通りぬけることができない赤血球やたんぱく質などが漏れ出して、尿中に排出されてしまいます。

むくみや血尿、高血圧が急激に現われる

　むくみの症状が顔全体やまぶたのほか、手や脚にも出ます。朝、起きたときに顔などがひどくむくんでいるために気づくことが多いようです。脚にむくみがあると、すねを指で押しても、くぼんだまま元に戻らなくなります。

　むくみがひどくなると、体内にたまった余分な水分のせいで、体重が増加してくることも少なくありません。

　尿の異常では、血尿が多くみられます。肉眼で見て血が混じっているとわかることもありますが、顕微鏡で尿を調べて赤血球が確認される〝潜血〟で見つかることもよくあります。また、**尿の量がかなり減少する**（乏尿《ぼうにょう》という）のも特徴です。さらに軽度のたんぱく尿が出ることもあります。

　高血圧のせいで頭がぼーっとしたり、頭痛を訴えることもあります。子供の場合は高血圧脳症になって、いきなりけいれんを起こす場合もあるので注意しましょう。

代表的な症状は3つ

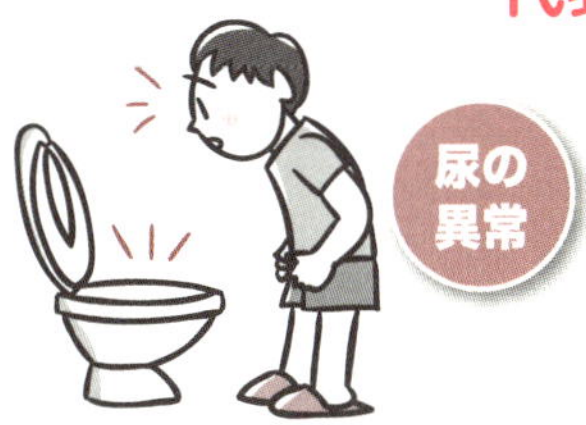

血尿はコーラやしょうゆのように濃い茶色っぽい色をしている。目に見えない血尿もある。

収縮期（最大）血圧が140㎜Hg以上、拡張期（最小）血圧が90㎜Hg以上になると高血圧。特に拡張期血圧が高くなることが多い。

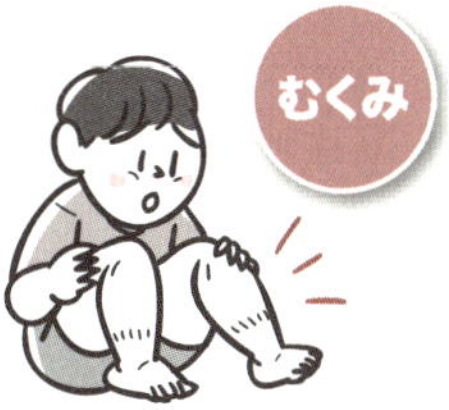

最も出やすいのは顔。全体が腫れぼったくなる。まぶたが開かないほどむくむことも。

尿と血液の検査でほとんど診断がつく

医師の診察で最初に確認されるのは、発症前に咽頭《いんとう》炎や扁桃《へんとう》炎などにかかっていたかどうかです。まれに、幼児の場合はとびひなどの皮膚感染が原因のことがあります。こうした**問診**を行ったうえで、身体診察を実施して、症状、症候の確認、続いて**尿検査と血液検査**を行います。

尿検査では、血尿とたんぱく尿を調べます。目に見えない出血もあるので、尿沈渣《ちんさ》で確認します。

血液検査では腎機能を示す血液尿素窒素《にょうそちっそ》、血清クレアチニンのほか、ASO（溶連菌の感染の有無）などを調べます。**細菌検査**も必須です。感染源である上気道《じょうきどう》や皮膚などから細菌を見つけたり、血液中の抗体の量を調べます。急性糸《し》球体《きゅうたい》腎炎では血液中の補体《ほたい》が炎症の過程で消費されて低下するので、これも調べます。

子供は治ることが多いが大人は注意

急性糸球体腎炎は予後のよい腎臓病で、ほとんどは2～4週間ほどで尿の異常が改善されて、快方に向かいます。特に**子供の場合は治癒《ちゆ》率が高く、85～95%は全快**します。大人の場合も、発症初期から腎機能が著しく悪くてネフローゼ症候群（↓P76）になったり、たんぱく尿が長期間改善されない場合などを除けば、予後は悪くありません。ただ、**大人の治癒率は50～70%と、子供に比べて低め**で

大人の治癒率は50～70%

急性糸球体腎炎を発症

大人の場合 → 50～70%が治癒する

ただし → 半年～1年後に慢性腎炎になってしまうことも!!

急性腎炎が治ったあと、半年～1年たっても尿異常が持続し、慢性腎炎に移行することがある。また扁桃炎を繰り返す人では、慢性腎炎の急性増悪《ぞうあく》を来たす場合もあるので要注意。

子供の場合 → 85～95%が治癒する

子供の場合、慢性化することはほとんどないが、急性期の治療が遅れると長引くことがあるので注意。

す。急性糸球体腎炎の発症から1年以上経過しても尿異常などが持続する場合には、慢性腎炎に移行したと診断できます。

治療の基本は安静。食事療法も大切

急性糸球体腎炎は、**初期には非常に強い症状が出るので、安静第一**です。腎臓にかかる負担を減らし、つらい症状に対処するには、1か月以上の入院治療か、自宅での安静が治療の基本となります。

腎臓への血流量は、寝ているときは立っているときに比べて1・3〜2倍に増加するため、横になって休むことが大切です。また、急性期は急激に高血圧になって心臓に負担をかけるので、その意味でも安静が大切です。

●食事療法

塩分やたんぱく質のとり方がポイントになります。入院している間は、これらを計算した食事が出されるので心配ありません。

家庭で療養している場合、むくみが強い乏尿《ぼうにょう》期、利尿期は塩分を1日3g以下にします。むくみが改善され、尿量が増えてきたら、1日3〜6gにします。

たんぱく質は、乏尿期、利尿期は標準体重（→P122）1kgあたり0・5gで計算し、回復期には1gまで増やします。摂取エネルギーはどの状態のときでも減らさず、標準体重1kgあたり35kcalで計算して、食事を組みたてます。

●薬物療法

むくみがひどく、尿量も少ないときは利尿薬（→P94）を用います。高血圧の治療には降圧薬（→P96）を使います。場合によっては、感染症の症状を改善するために、抗生物質や抗菌薬を投与することもあります。

食事療法や薬物療法を行えば、早い人では1週間程度でむくみや尿量、高血圧が改善されてきます。

血尿やたんぱく尿は2〜3か月続くことが多いので、検査をして経過をみながら治療をすすめます。

血尿やたんぱく尿が改善され、日常生活もほぼこれまでどおりに過ごせるようになったら、徐々に軽い運動や散歩などから始め、体力を回復させせます。早ければ、2か月くらいで学校や仕事に戻ることができます。ただし、過労は禁物なので、激しい運動や体の酷使は避けます。

急性腎臓病（AKD）

急速進行性糸球体腎炎——進行が速いのが特徴

急激に発症して短期間に腎不全になる病気

急速進行性糸球体《しきゅうたい》腎炎（RPGN）は、とても進行が速く、発症して数週間～数か月という短期間で腎機能が低下するという怖い病気です。

発症に男女差はあまりなく、発症時の平均年齢は65歳前後と、日本はほかの国に比べて少し高齢発症のようです。

進行が速く末期の腎不全に至る患者さんが多いため、**発症直後からの適切な治療がとても重要**になります。

濾過機能が急に障害される

腎臓の糸球体の基底膜《きていまく》に強い炎症が起こり、基底膜が壊死《えし》を起こし、破綻します。その結果、血液中の細胞がボーマン嚢《のう》内に侵入して、細胞が2層以上の層をつくります。この部分の細胞の断面が三日月や半月のような形にみえることから「半月体《はんげつたい》」と呼ばれています。白血球の一種である好中球《こうちゅう》、リンパ球、単球・マクロファージなどの炎症細胞が糸球体全体のさらなる炎症を招き、それらが産生するサイトカイン・活性酸素などが関係して、半月体がさらに時間がたって線維化してくると、正常な状態には戻れなくなります。

このような変化が急速に進んで腎不全になるので、できる限り早くくいとめる必要があります。

血尿やたんぱく尿が出ることが多い

発症前に風邪のような症状が現われる場合もあります。当初、**発熱**、**全身の倦怠《けんたい》感**、**食欲不振やだるさ**、**関節痛や筋肉痛**などの症状が出たり、尿の量が減ったり、血尿やたんぱく尿などの症状が現われます。進行すると**貧血**になることも。血痰《けったん》や吐血などの呼吸器の症状がみられることもあります。

急速進行性糸球体腎炎が疑われるときは、尿検査や血液検査に加えて、腎生検を行って、病型の確認と半月体の有無を確認します。

安静にすること。そして薬物療法を行う

治療は、入院して安静を保つことと早急な専門的な治療が必要です。免疫反応の異常や炎症を抑える目的で用いられるのは、副腎皮質ステロイド薬や免疫抑制薬です。症例に合わせて血漿《けっしょう》交換療法と免疫抑制療法（ステロイドパルス療法＋免疫抑制薬）を併用することもあります。

急性期にはたんぱく質制限、塩分制限をしながら、摂取エネルギーはしっかりとるようにします。乏尿《ぼうにょう》期には水分制限をし、回復期と治癒《ちゆ》期には軽度のたんぱく質と塩分制限を行います。**入院期間は2か月以上になる**こともあります。

退院後も食事療法は続ける

退院後の生活については、医師から指示があります。尿検査や血液検査を定期的に行い、慢性腎炎や慢性腎不全に準じた食事療法や、生活の注意を守っていくことになります。また薬物療法も、最低でも2年以上は服薬し続けなければなりません。副作用も強いので、医師と相談しながら根気よく治療を続けていきましょう。

先生、教えて！

進行が速いので異常に気づいたらすぐに受診を

急速進行性糸球体腎炎（RPGN）は発症後の進行スピードが速いので、とにかくすぐに受診することが肝心です。それまで症状が何もなかったのに、急に尿異常、特に血尿が出現し、同時に腎機能が悪化（血清クレアチニン値が少しでも異常な高値）している場合、RPGNも念頭において、早急に再検査を受けてください。特に注意してほしいのが、高齢者です。

この病気は、始まりがいつだったのかがわからないケースが多いのがふつうです。体のあちこちに不調を抱えている高齢者では、病気に気づかなかったということがみられます。

血尿が出たら、すぐに受診すると心得ておいてください。また、わずかな変化を見逃さないように、定期的に腎機能検査を受けるようにします。

急性腎障害——短期間で腎機能が一気に低下する

腎臓の働きが急激に低下してしまう病気

急性腎障害とは、**何らかの障害によって腎臓の機能が低下して、体内の老廃物の排泄や、水分・電解質の調節、ホルモン分泌などの働きができなくなる病気**です。

腎障害には急性と慢性があり、急性はこうした腎機能低下が急激に発生します。

急性腎障害は48時間以内の血清クレアチニンの値が0・3㎎／dL以上の上昇、あるいは体重1kgあたりの尿量が1時間あたり0・5mL未満が12時間以上続く場合をいいます。放置しておくと死亡率が高くなる病気ですが、適切な治療と管理を行うことで、改善することができます。

尿量に異常がみられ、むくみなどの症状が出る

急性腎障害は原因によって、3つのタイプに分かれます（左図）。

腎前性《ぜんせい》急性腎障害は、腎臓には働く能力があるのに、脱水や低血圧のため、血流が不十分でうまく機能しなくなることが原因です。

腎性急性腎障害は、尿細管や糸《し》球《きゅう》体《たい》、細動脈、腎実質《じっしつ》（間質など）のいずれかの部位の障害で生じる、急激な腎機能障害が原因です。その大部分は急性尿細管壊死《えし》によるものです。

腎後性《ごせい》急性腎障害は、尿路系が障害され、尿が排泄されなくなることが原因です。

いずれの場合も、尿量の減少や電解質の異常など、生命に危険を及ぼす状況になります。

薬物療法や食事療法で回復のための治療を行う

急性腎障害は手術直後、重篤な感染症、心臓血管障害に引き続き発症することがほとんど。基本的に入院のうえ、治療を行います。

腎障害の原因になった病気があるときは、その治療を行うことで、腎機能の改善を目指します。**降圧薬や利尿薬、Kイオン交換樹脂などの薬物療法と、たんぱく質制限（1日30g以下）、カリウム制限、減塩（1日3g以下）、水分制限などの食事療法を合わせて**行います。

早期に発見され、適切な治療を受けると回復する確率は高くなるので、主治医の指示にしたがい、適切な治療を受けましょう。

しかしながら薬物療法と食事療法を十分に行っても病状が改善しない場合は、透析療法を行って血液を浄化します。さらに消化管からの出血、多臓器不全といった合併症の予防や治療も必要になってきます。

急性腎障害の原因部位による3つのタイプ

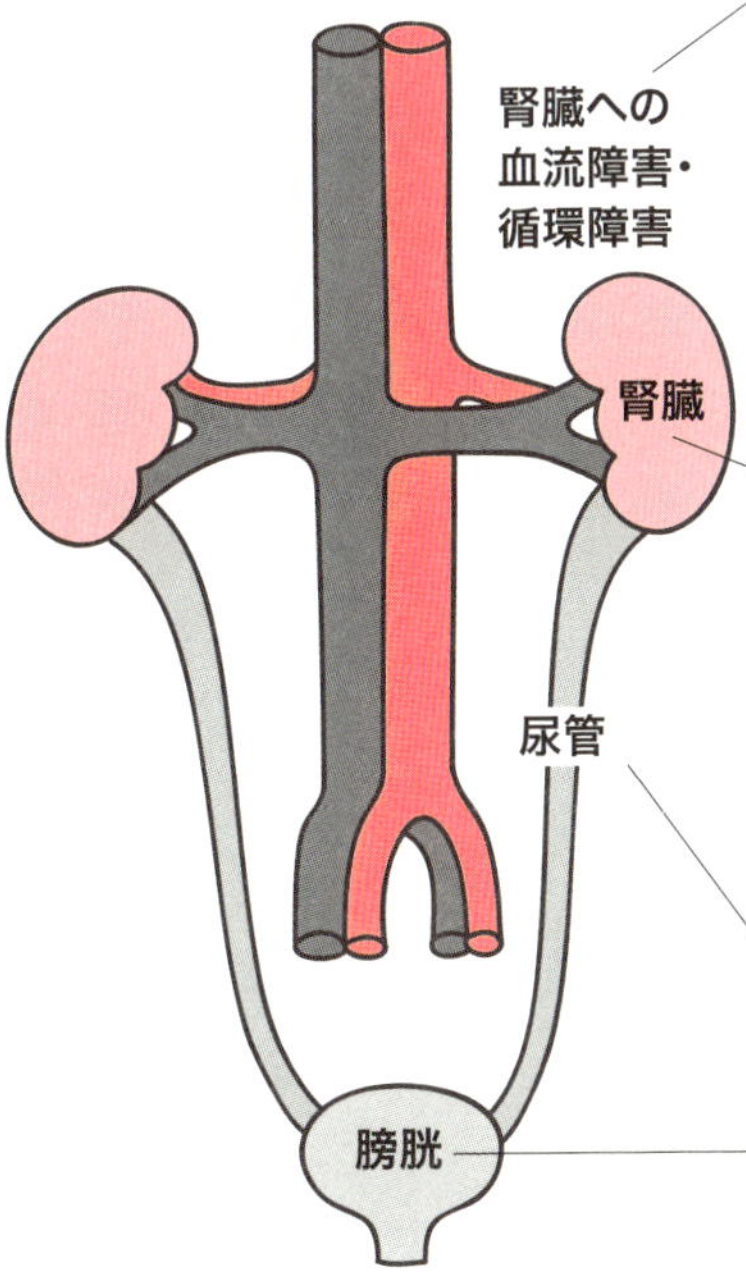

腎前性急性腎障害

心筋梗塞《こうそく》や動脈硬化、動脈瘤《りゅう》など、腎動脈以外の循環障害によるもの。腎臓自体には働く機能があるのに、血流が不十分で機能しなくなってくる。

腎性急性腎障害

腎臓そのものが原因となる。急性腎炎、急速進行性糸球体腎炎のほか、抗生物質などの薬物、重金属、農薬などの腎毒性物質による腎障害が原因となることもある。

腎後性急性腎障害

尿の排泄ができなくなって起こる。尿管や膀胱《ぼうこう》、尿道に結石や腫瘍《しゅよう》があったり、前立腺肥大や前立腺がん（男性のみ）が原因となる。

慢性腎臓病（CKD）

慢性糸球体腎炎／IgA腎症——尿異常で見つかることが多い

血尿やたんぱく尿が出て次第に腎機能が悪化する

慢性糸球体《しきゅうたい》腎炎とは、**腎臓の糸球体に慢性的な炎症が起こって血尿やたんぱく尿が出現し、次第に腎機能が悪化する病気**で、「慢性腎炎症候群」とも呼ばれます。多くの病型があり、その発症原因・病型はさまざまです。このうち慢性糸球体腎炎の30～40％はIgA《アイジーエー》腎症の患者さんです。

最も多いのは、尿異常によって、健康診断などで偶然発見されるというケースです。

なかには、健診でたんぱく尿を指摘されたにもかかわらず、自覚症状がほとんどないために放置した人、健診自体を受けてこなかった人が、病状をかなり悪化させてしまうことも少なくありません。

症状は、悪化しないと現われない

慢性糸球体腎炎で必ず現われるたんぱく尿も、見た目ではほとん

慢性糸球体腎炎とは?

急性糸球体腎炎からの移行

急性糸球体腎炎の
発症から、1年以上
血尿やたんぱく尿が続く場合。

明らかな症状がない

急性糸球体腎炎の症状はなく、
原因が特定できないまま、
血尿やたんぱく尿が
1年以上続く場合。

[慢性糸球体腎炎の種類]

IgA腎症／膜性増殖性糸球体腎炎／紫斑病性腎炎／微小変化群／びまん性増殖性糸球体腎炎／巣状糸球体硬化症／膜性腎症　など

どわかりません。**かなり腎機能が低下してやっと、むくみやだるさなどの症状が現われます。**その頃には、腎不全のリスクがとても高くなっています。

IgA腎症にも、はっきりと自覚できる症状はありません。

風邪などにかかると同時に、肉眼で血尿がみられるケースもあります。

IgA腎症は血液中のIgAと腎生検で確定する

IgA腎症は男性に多く、子供では10歳代、大人では20歳代と40歳代の人に発症のピークがみられます。多くの患者さんがいるにもかかわらず、詳しい原因は不明です。人種や遺伝、環境、食物などが関係していると疑われていますが、まだ解明されていません。

IgA腎症では、糸球体の毛細血管に囲まれた組織（メサンギウム領域）に、免疫グロブリンの一種であるIgAが沈着するという特徴があります。

体の免疫反応によって発生したIgA（免疫グロブリンA）の免疫複合体（抗原《こうげん》と抗体《こうたい》が結合したもの）や、凝集《ぎょうしゅう》変性IgAと、免疫活

たんぱく尿が出るのはなぜ？

糸球体

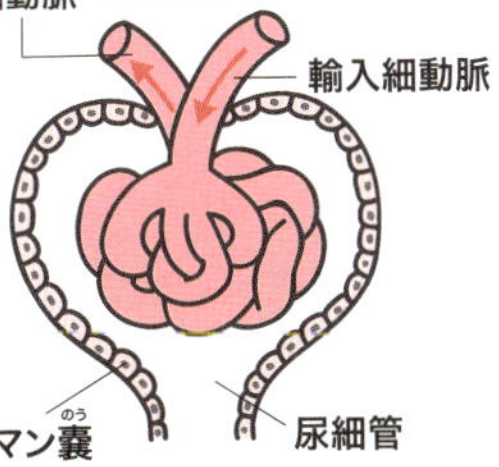

糸球体の毛細血管では、輸入細動脈から流れ込む血液を濾過し、輸出細動脈へと送り出す。

健康な人の糸球体

フィルターの役割をする小さな孔《あな》が、きれいにそろっている

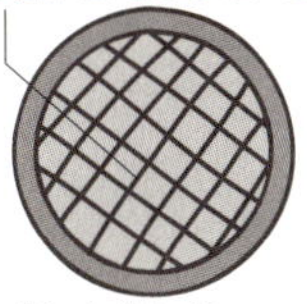

糸球体の毛細血管には、フィルターの役割をする小さな孔がある。健康な場合、この孔の目はそろっていて、正常に機能している。たんぱく質はこの孔より大きい分子なので、漏れることはない。

腎炎の人の糸球体

フィルターの役割をする小さな孔が破壊されて、目が粗くなっている

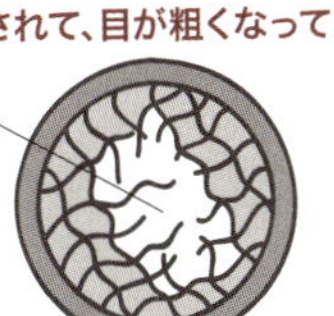

糸球体に炎症が起こり、フィルターが破壊されて目が粗くなっているため、ふつうなら濾過されるたんぱく質まで漏れ出てしまう。そのため、尿中にたんぱく質が大量に出る。

性を促す補体《ほたい》（たんぱく質の成分のひとつ）である「C3」という物質が、糸球体のメサンギウムに沈着して、炎症を起こしていることがわかっています。これによって糸球体が壊れ、機能する糸球体が減っていき、しだいに腎機能が低下していきます。

健診での尿検査で異常があった場合、病院で早朝尿と随時尿で再検査をします。このときに、たんぱく尿量と尿中クレアチニンの定量検査を行います。これで尿たんぱく・クレアチニン比が0・5以上ある場合には、さらに24時間の蓄尿検査を行います。また血液検査でもさらに詳しく調べます。血液尿素窒素《にょうそちっそ》、血清クレアチニン、クレアチニンクリアランスによって腎機能を調べるほか、血清IgAや補体の数値も調べます。

IgA腎症の場合、血清IgAが高くなることが多いのですが、必ずしも高数値にならないケースがあります。また、血清IgAの数値が高いほど悪化しているというわけでもありません。

尿たんぱくが1日0・5g以上の場合には、将来腎機能が悪化する腎炎になる可能性が高いため、**診断を確定する腎生検《せいけん》が必須**です。IgA腎症では糸球体に前述のIgAが沈着しています。糸球体の障害の程度や障害の種類によって、慢性糸球体腎炎の病型の診断が可能になります。

IgA腎症は人工透析に移行しやすい

IgA腎症を発症する

60〜70%

ステロイド治療により、症状が安定したまま

薬物療法や食事療法によって、病状が安定した状態で経過する。

30〜40%

徐々に進行する

慢性腎不全（→P82）に

20年以上経過すると、約40%の人が腎不全に至る。

人工透析（→P110）に

末期の腎不全になると、透析療法の必要がある。

腎移植を受けることも可能（→P107）

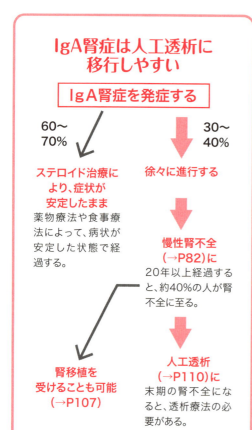

30～40%が慢性腎不全に移行

慢性糸球体腎炎は病型にあわせて適切な治療を行うことにより、血尿やたんぱく尿を治すことも可能です。特にステロイド治療とRAS阻害薬《そがい》により、尿所見が消失した患者さんも多くいます。

経過は長期間にわたりますが、病気の進行は、たんぱく尿の程度で予想できる場合も多くあります。

たんぱく尿が少なく、長期間腎機能が低下することなく安定している人もいれば、高血圧を併発し、腎機能が徐々に低下していく人もいます。

IgA腎症の患者さんは、病歴が長くなるにしたがって、末期の腎不全に移行する確率が全体の30～40%程度あるといわれています。末期の腎不全になると、透析《とうせき》療法が必要になります。

ステロイド薬や血栓を防ぐ薬で治療する

IgA腎症の発症には、免疫が関係していることから、その異常な免疫反応や炎症を抑えるために、**副腎皮質ステロイド薬**が用いられます。

IgA腎症の人で年に2～3回扁《へん》桃《とう》炎にかかり、そのたびに血尿やたんぱく尿が出る患者さんもいます。このような場合には扁桃摘出とステロイドパルス療法を組み合わせて治療することもあります。

また、病状が進むと、腎臓の糸球体内の血液が固まって血栓ができやすくなるので、それを防ぐ抗凝固薬や抗血小板薬も用います。

高血圧や脂質異常症は、IgA腎症の合併症としてよくみられます。こちらも併せて治療します。

ふだんから腎臓に負担をかけない生活を

初期の治療で尿異常が消失しない場合には、長期間にわたって病気とつきあうことになるので、ふだんの生活も腎臓に負担をかけないようにすることが肝心です。まず、症状が強く出ているときは安静第一です。

さらに、**血圧の管理、禁煙、減塩、体重の管理に加え、ステージに合わせて生活の改善や食事療法を継続**していきます。そうすることで完治はかなわなくても、病状は安定していきます。

慢性腎臓病（CKD）

糖尿病性腎症――糖尿病三大合併症のひとつ

糖尿病の合併症で最も多く発症する病気

腎臓病には、腎臓以外の病気が原因のものがあります。なかでも患者数が急増しているのが、糖尿病性腎症です。

糖尿病は、血液中のブドウ糖をコントロールするインスリンというホルモンの分泌量が不足したり、うまく働かないために血糖値が高いままになる病気です。インスリンが全く分泌されない1型糖尿病と、食生活の偏りや肥満などによってインスリンの効きが悪くなる2型糖尿病があります。

糖尿病の合併症には「網膜《もうまく》症」「神経障害」「腎症」の3つがありますが、なかでも糖尿病性腎症を合併することがとても多いのです。**糖尿病の人が糖尿病性腎症を発症するまでには、10～20年ほどかかります。**ひとたび発症すると確実に進行して、**末期の腎不全に至るケースが多く**みられます。

近年、腎不全で透析療法を開始する人のうち、40％以上が糖尿病性腎症の患者さんです。

原因は高血糖。腎臓の血管がダメージを受ける

糖尿病によって腎臓病が引き起こされる原因として、高血糖自体が関係しています。腎臓の糸球体《しきゅうたい》は毛細血管のかたまりのようになっていて、その中心にあるメサンギウム基質と、メサンギウム細胞によって毛細血管が固定されています（↓左ページ図）。

高血糖の状態が続くと、メサンギウム細胞にも大量のブドウ糖が流れ込みますが、量が多すぎて処理しきれません。すると、ブドウ糖とたんぱく質が結合した糖たんぱくを、メサンギウム細胞が過剰につくりだすようになります。

これによってメサンギウム基質が肥大して、周囲にある糸球体の

腎臓の糸球体の毛細血管が圧迫される

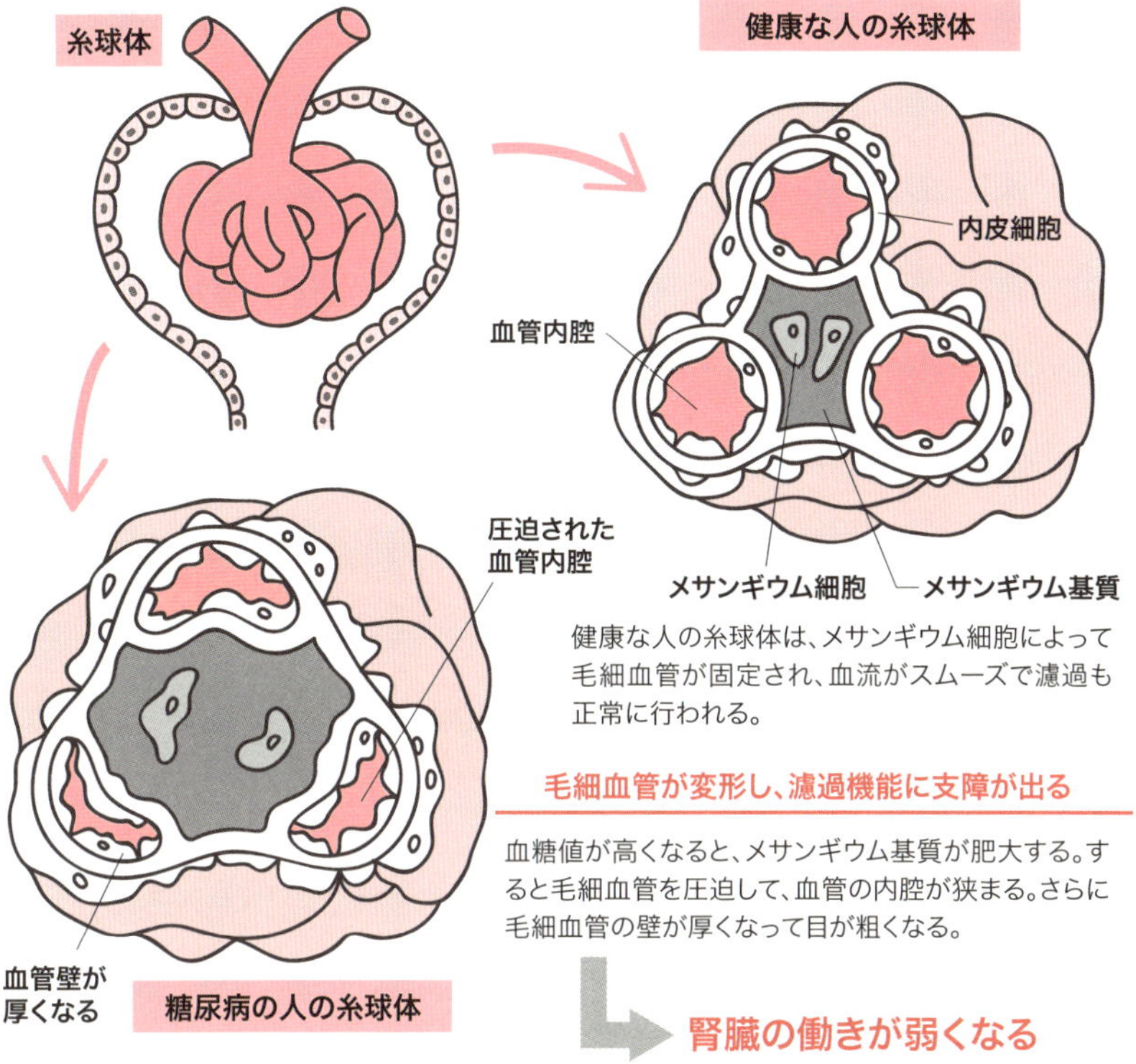

健康な人の糸球体は、メサンギウム細胞によって毛細血管が固定され、血流がスムーズで濾過も正常に行われる。

毛細血管が変形し、濾過機能に支障が出る

血糖値が高くなると、メサンギウム基質が肥大する。すると毛細血管を圧迫して、血管の内腔が狭まる。さらに毛細血管の壁が厚くなって目が粗くなる。

腎臓の働きが弱くなる

毛細血管を圧迫してしまうのです。

圧迫された毛細血管は、内腔《ないくう》（血液の通り道）が狭くなって血流が悪くなります。糸球体では流れ込む血液を濾過《ろか》するので、血流の悪化は濾過機能の低下を招きます。

さらに毛細血管の壁には血液を濾過する孔《あな》があって、フィルターの役目を担っていますが、壁が厚くなることで目が粗くなり、たんぱく質が大量に漏れてしまいます。その結果、たんぱく尿が出るようになるのです。

微量アルブミン尿検査で早期発見が可能

糖尿病性腎症も、**初期にはほとんど自覚症状がありません**。ただし、発症すると治癒することはむずかしくなるため、早期に発見し、治療を開始することが大切です。そこで有効なのが、**たんぱく尿の検査**です。糖尿病性腎症で最初に現われる症状が、たんぱく尿だからです。とはいえ、通常の健康診断で受けるようなたんぱく尿の検査では不十分です。

糖尿病になってもすぐに腎症は発症しないので、初期にはたんぱく尿は出ません。しかし、数年が経過すると、尿にごく少量のアルブミン(たんぱく質の一種)が出るようになります。糖尿病性腎症が進行して本格的なたんぱく尿が出る前に、尿アルブミンを検査することで、早期発見が可能になります。

確実に進行し、治療が遅れると透析に

糖尿病は、いったん発症すると長期の治療が必要な病気です。その合併症である**糖尿病性腎症も、発症すると治療には数十年という長い時間をたどります。**

糖尿病性腎症には、第1期の「腎症前期」、第2期の「早期腎症期」、第3期の「顕性《けんせい》腎症期」、第4期の「腎不全期」、第5期の「透析療法期」という5つの病期があります(↓下図)。

第1期はまだ尿検査では正常とされ、腎機能も保たれている段階です。この状態を保てればいいのですが、血糖値のコントロールがうまくいかないと、腎臓にも影響が現われ始めます。

第2期になると、アルブミン尿検査で微量のアルブミンが検出されるようになります。糖尿病性腎症を食い止めるには、この時期ま

糖尿病性腎症の病期分類

病期	尿アルブミン値(㎎/gCr)あるいは尿たんぱく値(g/gCr)	GFR(eGFR)(㎖/分/1.73㎡)
第1期(腎症前期)	正常アルブミン尿(30未満)	30以上
第2期(早期腎症期)	微量アルブミン尿(30～299)	30以上
第3期(顕性腎症期)	顕性アルブミン尿(300以上)あるいは持続性たんぱく尿(0.5以上)	30以上
第4期(腎不全期)	問わない	30未満
第5期(透析療法期)	透析療法中	

(2014　糖尿病性腎症合同委員会)

糖尿病性腎臓病(DKD)

すべての糖尿病に合併した腎疾患の総称です。糖尿病性腎症だけでなく、血管障害からくる虚血性腎障害、間質性腎障害など、さまざまな病気や症状があります。

でに発見するのが理想的です。アルブミン尿が出ていても、腎機能はまだ保たれているからです。

第3期になると、糸球体が障害を受けて本格的にたんぱく尿が出始め、それが持続するようになります。腎機能の低下も始まります。さらに高血圧やむくみなどの症状も現われ始めます。

第4期は腎機能が著しく低下して、腎不全の状態になります。末期の腎不全に至ると、透析療法を導入し始めなければなりません。

そして第5期は透析療法なしでは生きていけない状態になります。

糖尿病性腎症はこのような段階を経ながら、ゆっくりと確実に進行します。これを防ぐには、定期的な検査を受け、腎症の早期発見に努めます。

治療は血糖コントロールと血圧の管理が必要

糖尿病性腎症の進行を防ぐには、血糖値を厳重にコントロールすることが大切です。血糖コントロールが悪いと、糖尿病だけでなく、腎症の進行も速くなることがわかっています。血糖コントロールのためには、食事療法や生活改善とともに、薬物療法も行います。

血糖値と同じように管理が必要なのが血圧です。高血圧は腎臓の障害を促進する主要な危険因子で、同時に糖尿病の悪化も促します。**血圧は収縮期（最大）血圧が130㎜Hg未満、拡張期（最小）血圧が80㎜Hg未満を目標**にコントロールします。すでに高血圧の人は降圧薬を用います。ただし、高齢者や腎機能が著しく低下している人は、急激に血圧を下げると腎臓への血流量が減り、かえって悪影響があるので、医師の指示にしたがって徐々に下げていきます。

食事療法は、糖尿病の食事制限に加えて、たんぱく質や塩分の制限が必要になります。血糖コントロールには運動が不可欠ですが、腎機能低下の程度によっては、運動量を減らす必要があります。

目標とする血糖値

目標とするHbA1c(%)

6.0未満	血糖値の正常化を目指す場合の目標値
7.0未満	合併症予防のための目標値
8.0未満	治療が困難な場合の目標値

慢性腎臓病(CKD)

腎硬化症──高血圧の人は要注意

動脈硬化によって腎臓が萎縮する

腎硬化症とは、高血圧が原因で腎臓に動脈硬化が起こり、それによって腎機能が低下する病気です。

腎臓の血管に起こる動脈硬化は、「細《さい》動脈硬化」といって、細い動脈の血管内腔《ないくう》(血液の通り道)が狭くなります。太い動脈にコレステロールなどがたまって起こる粥状《じゅくじょう》硬化とはタイプが異なります(→P68コラム)。

高血圧が長く持続すると血管に強い圧力がかかり続けることになり、細い血管の内側の細胞が傷

血圧により腎臓が硬く、小さくなる

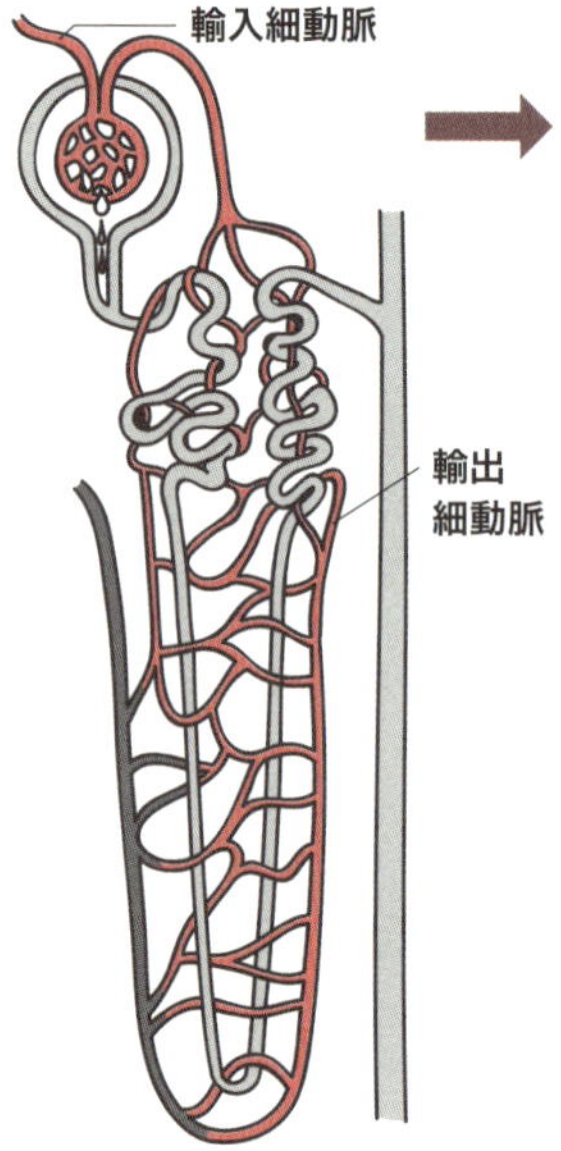

腎臓内には細い動脈が多数ある。さらに、糸球体内の毛細血管は動脈がさらに細かく枝分かれしたもの。これらの血管に細動脈硬化が起こるため、腎機能が低下する。

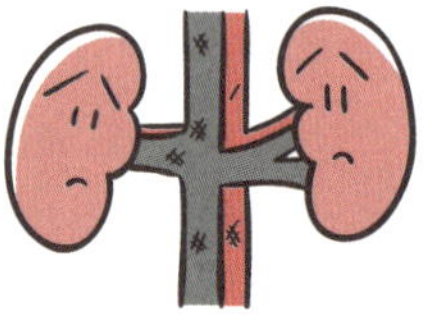

血管は強い圧力を受け続け、細胞が傷つき、修復のため壁が厚くなっていく。

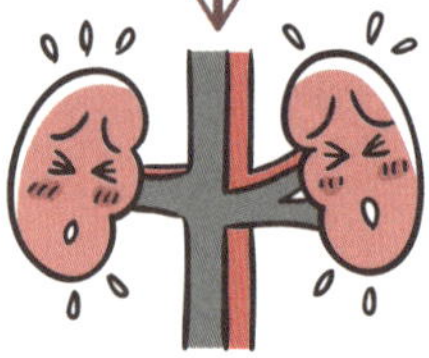

血管壁が厚くなると、血管内腔が狭くなって、腎臓の血流が悪くなる。

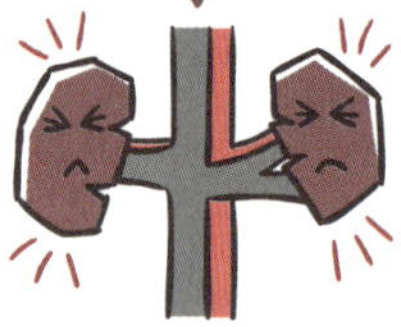

血流が悪い状態が長く続くと、腎臓そのものが硬く小さくなっていく。

つきます。その傷を修復するために血管壁の細胞が増殖して厚くなり、血管内腔が狭くなります。これが細動脈硬化のメカニズムです。**細動脈硬化で血管が狭まって腎臓への血流が悪くなると、腎臓そのものが硬く、小さく**なります。この状態を腎硬化症といいます。

腎臓内部には輸入細動脈などの細い動脈がたくさんあり、糸球体《しきゅうたい》に濾過《ろか》する血液を送り込むしくみになっています。腎臓の血流が悪くなると、血液を濾過して、尿をつくる働きがうまくできず、腎機能の低下を招いてしまうのです。

徐々に進行する良性と急速に進行する悪性がある

腎硬化症には「良性」と「悪性」があります。

●良性腎硬化症

高血圧歴の長さが原因のひとつ。初期にみられるのは高血圧による動悸《どうき》や頭痛、肩こり程度で、自覚症状はほとんどありません。良性とはいえ、むくみや食欲不振、貧血などの症状が現われたときには、すでに末期になっているので要注意。腎機能障害が進むと、たんぱく尿が出るようになります。

●悪性腎硬化症

高血圧緊急症ともいわれるもので、著しい高血圧と同時に脳、心臓、腎臓、目に障害が生じ、治療を始めないと腎不全に至ります。急激な悪化の原因には、長期に及んでいる高血圧だけでなく、別の危険因子が関係していると考えられています。

血圧は最大血圧が180㎜Hg、最小血圧が120㎜Hgまで上がり、眼底に乳頭浮腫《にゅうとうふしゅ》や出血がみられます。高血圧による細小血管障害が起こり、血流をよくするために腎臓から血圧を上げるレニンというホルモンが分泌されます。それによって血圧がさらに上昇し、腎臓に負担をかけるという悪循環に陥ります。

症状としては、**頭痛や嘔吐、意識障害**のほか、高血圧によって目の血管や視神経《ししんけい》にも影響が及び、**眼底出血や視力障害が起こること**もあります。

血圧測定と腎臓のダメージを調べる検査をする

腎硬化症の診断には、まず**血圧を測り**、さらに高血圧歴がどのくらい長期にわたっているかなどの問診をします。そのうえで、尿検査や血液検査を行って腎機能を調べます。腎硬化症の人は、尿検査を行うと微量アルブミン尿やたんぱく尿が出ていることが多いのですが、比較的軽度のものです。

血液検査では血清クレアチニン、血液尿素窒素《にょうそちっそ》などを調べます。腎硬化症が進行すると腎機能が低下するので、どの程度病気が進行しているのかがわかります。

以上の検査に加え、**エックス線検査**や**腹部超音波検査**、**腹部CT検査**などで腎臓自体が小さくなっていることが確認されれば、腎硬化症と確定することができます。

また、**眼底検査**で高血圧性眼底出血を調べます。高血圧が続くと動脈硬化が眼底の血管にも及ぶからです。眼底出血を起こしていたり、視神経《ししんけい》の集合部分（視神経乳頭《にゅうとう》）がむくんだり、眼底に出血を起こしていることがあります。

食事療法や薬で高血圧を改善する

良性腎硬化症の場合は血圧を下げることによって腎機能低下を食い止めることができるので、血圧のコントロールが重要になります。それには、食事療法（↓P120〜137）を始めます。特に**食事の減塩は必須**です。**降圧目標は収縮期**

高齢者は腎動脈に粥状硬化が起こることも

腎硬化症の主な原因は、高血圧による腎臓の細動脈硬化。しかし、動脈硬化のもうひとつのタイプである粥状《じゅくじょう》硬化によっても障害が出ることがあります。

粥状硬化とは、血液中の余分なコレステロールなどの脂肪が、太い動脈の血管内壁にドロドロになってたまるものです。すると、血管壁が盛り上がってきて内腔が狭くなるため、血流が悪くなります。粥状硬化で狭くなった部分に血栓が詰まると、心筋梗塞や脳梗塞の原因になることもよく知られています。腎動脈でこの粥状硬化が起きると、やはり腎臓へ流れ込む血流が減って、腎機能に影響を及ぼします。

粥状硬化は肥満の人や、脂質異常症、糖尿病の人に多くみられます。加齢によっても促進されるので、高齢者にも増えています。

軽度のうちは自覚症状はありませんが、重度になると急に高血圧になったり、もともと高血圧の人ではさらに血圧が上昇します。それに伴って、腎機能の低下も進みます。

高齢者で肥満や脂質異常症、糖尿病がある人は高リスクなので気をつけてください。

(最大)血圧が130㎜Hg未満、拡張期(最小)血圧が80㎜Hg未満です。

薬物療法も必要です。降圧薬のカルシウム拮抗《きっこう》薬、アンジオテンシン変換酵素(ACE)阻害《そがい》薬、アンジオテンシンⅡ受容体《じゅようたい》拮抗薬(ARB)などを用います。

悪性腎硬化症の治療は入院して、一刻も早く降圧治療を始めます。しかし、急激に血圧を下げると腎機能まで低下してしまうので、徐々に血圧を下げていくようにします。降圧薬にはカルシウム拮抗薬やACE阻害薬、ARBがよく用いられます。悪性の場合は急激に腎機能が低下して腎不全になることもあるので、透析《とうせき》療法が必要になることもあります。

こうした事態を防ぐには、高血圧と診断されたら、ふだんから血圧のコントロールをしっかりと行うこと。食事の塩分量などに注意して、処方された降圧薬をきちんと服用します。また血圧の自己管理のために、**自宅でも血圧を測る習慣をつけます**。高血圧の患者さんのなかには、昼間、病院で計測するときには降圧薬が効いていて血圧が正常範囲なのに、薬の効果が薄れる夜間や早朝には高くなっている人がいます。こうしたタイプでは治療効果が出ているようでいて、実は高血圧が進行している可能性があるので、薬を変える必要があります。それを見つけるには、家庭での血圧測定が有効です。

家庭でも血圧測定を習慣にする

朝と夜の2回測る
血圧は時間によって変動するので、毎日朝と夜の2回、時間を決めて測る。

同じ姿勢で
座って測るのと寝て測るのでは血圧が違う。常に同じ姿勢で測る。

できれば上腕で
家庭用の血圧測定器には、上腕や指先で測るものなどがあるが、心臓に近い上腕で測ったほうが誤差が出にくい。

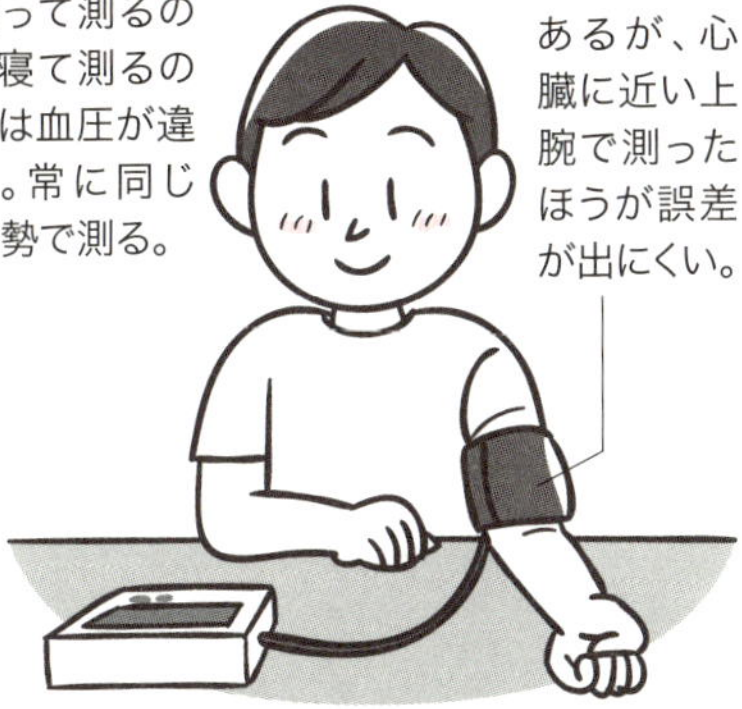

自分で血圧を測ることで治療の意識が高くなり好影響をもたらす。血圧測定の記録をつけて、受診するときに医師に見せる。

腎臓病が原因で起こる
腎性高血圧

二次性高血圧のひとつ

腎臓は体内の水分やナトリウムの排泄を調節して、血圧をコントロールしています。血液中のナトリウムが増えすぎると、濃度を一定に保つため細胞内の水分が血液中に流れ込んで、血液量を増やします。その結果、血圧も上昇します。

すると腎臓は、ナトリウムを排泄して血圧を下げるように働きます。その結果、血液中のナトリウムが減り、血圧が下がってくると今度は逆に排泄を減らして血圧を上昇させ、バランスをとるしくみになっています。

日本人の高血圧の80～90％は原因がわからない「本態性高血圧」で、そのうちの30～40％は「食塩感受性高血圧」だと考えられています。食事療法で減塩食にすると血圧が下がってくるタイプは、この食塩感受性高血圧だと考えられています。

そして、高血圧の10～20％が、何らかの病気が原因で起こる「二次性高血圧」です。腎性高血圧も二次性高血圧のひとつで、腎臓に何らかの障害があって起こります。

腎臓病が原因となる腎性高血圧には、「腎実質《じっしつ》性高血圧」と「腎血管性高血圧」があります。

腎性高血圧の分類

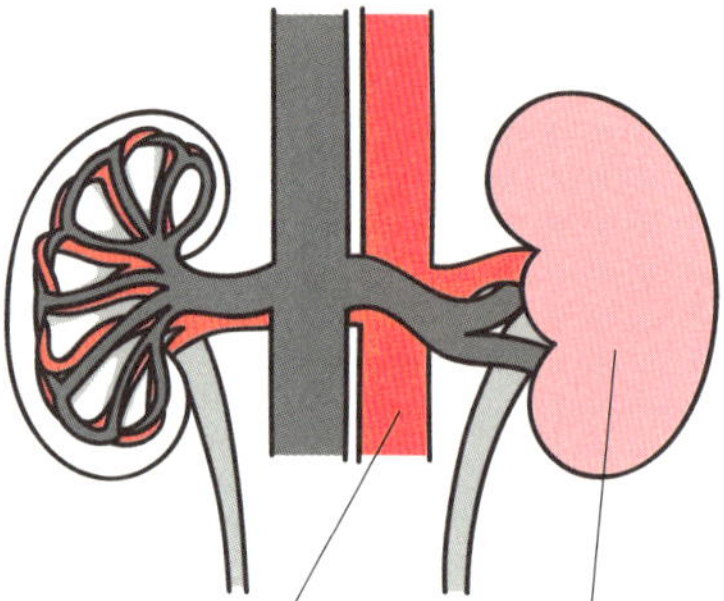

腎血管性高血圧
腎動脈や、そこから枝分かれした太い動脈の狭窄《きょうさく》、閉塞が原因で起こる。

腎実質性高血圧
腎臓そのものの病気が原因で起こる。

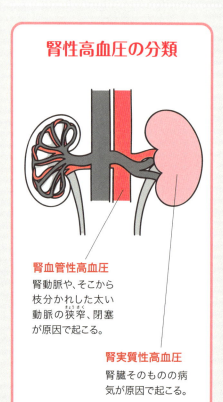

腎実質性高血圧は、腎臓そのものに病気があって起こるもので、腎性高血圧のなかで、最も多くみられるタイプです。

血液を濾過《ろか》する糸球体《しきゅうたい》の機能が低下することによって、ナトリウムの濾過機能も低下し、そのため塩分や水分が体内に蓄積して高血圧を招くと考えられています。発症のメカニズムが食塩感受性高血圧と同系統とされており、それに準じた治療が有効です。

腎血管性高血圧は腎動脈の血管内《ない》腔《くう》（血管の通り道）が狭くなったり、閉塞して腎臓への血流が悪くなることが原因です。血液の流れが悪くなると、それを回復させようとして腎臓から血圧を上げるレニンというホルモンが大量に分泌されるため、高血圧になります。

治療では、降圧薬のレニン・アンジオテンシン系（RAS）阻害《そがい》薬を使います。狭くなったり、詰まっている動脈にカテーテルを挿入する腎動脈拡張術も有効です。

早期発見して原因疾患を治療する

すでに何らかの腎臓病にかかっている人は、腎性高血圧にかかる確率がとても高いことを自覚しておく必要があります。

腎臓病自体の治療はもちろんのこと、食事療法や生活改善を守り、血圧が上がらないように注意します。

また、血圧の自己管理のために、家庭での血圧測定を日課にすること（→P69）をおすすめします。そのうえで、血圧がいつもより高くなってきたら、主治医に相談してください。

高血圧によって、元の腎臓病も悪化するので、腎性高血圧は早期発見・早期治療が大切です。

腎機能低下と高血圧は悪循環を引き起こす

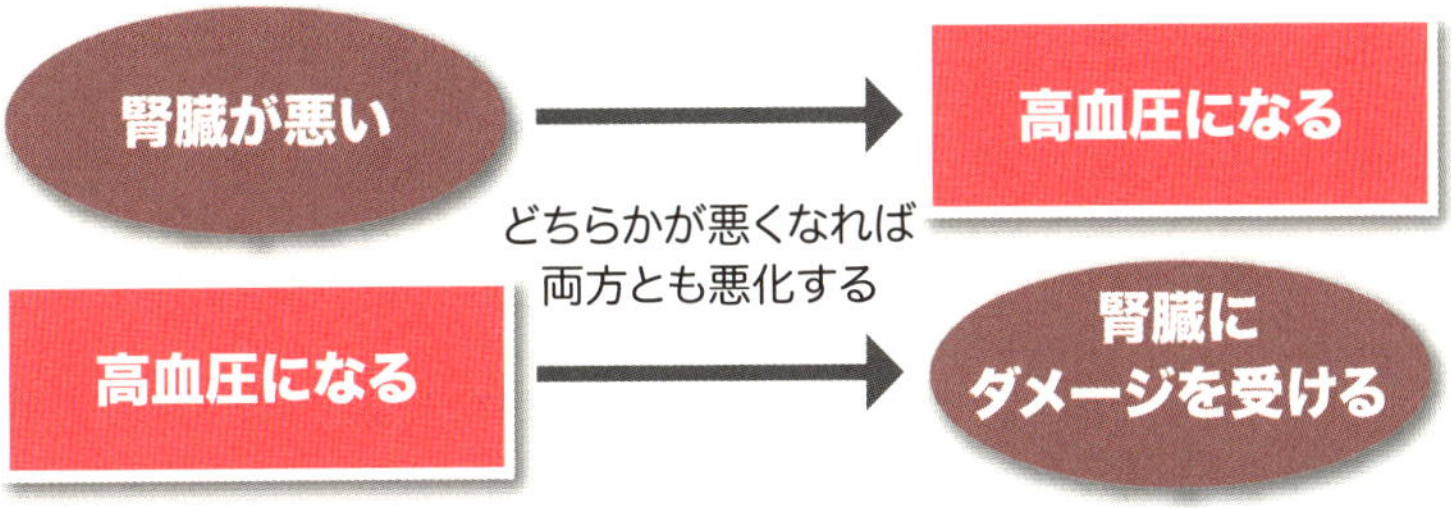
腎臓が悪い
高血圧になる
どちらかが悪くなれば
両方とも悪化する
高血圧になる
腎臓に
ダメージを受ける

慢性腎臓病（CKD）

ループス腎炎——膠原病のSLEが原因

全身性エリテマトーデスによって引き起こされる

ループス腎炎は、**膠原病《こうげんびょう》のひとつである全身性エリテマトーデス（SLE）という病気に合併する、たんぱく尿・血尿を伴う腎炎**です。

膠原病とは、体の組織と組織をつないでいる成分の線維《せんい》たんぱく質に何らかの異常が発生して、関節や皮膚、筋肉をはじめ、内臓に異常が起こる病気の総称です。

SLEや関節リウマチは、その代表的な病気で、特にSLEの診断時には約半数の人にループス腎炎が認められます。

SLEは全身にさまざまな症状が現われます。いちばん特徴的なのが顔に現われる紅斑《こうはん》（蝶形紅斑）で、鼻を中心に左右の頬にかけて紅い皮膚症状がみられます。内臓にも障害が出ることが多く、通常は、2〜3種類の臓器の異常が組み合わさって症状が出始めます。

SLEで現われる主な症状

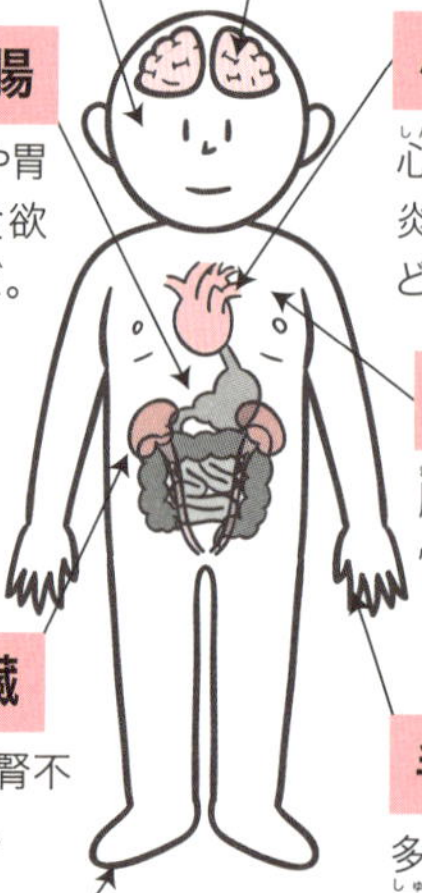

顔
頬部の紅斑が特徴。

脳
中枢神経障害によるけいれん、神経症状、脳卒中など。

胃腸
腹膜炎や胃腸炎、食欲不振など。

心臓
心膜《しんまく》炎や心筋炎、心不全など。

胸
胸膜《きょうまく》炎や間質《かんしつ》性肺炎など。

腎臓
腎炎や腎不全など。

手指
多発性関節炎や手掌《しゅしょう》紅斑など。

末梢
血管炎など。

血液
貧血、白血球・リンパ球・血小板《けっしょうばん》の減少、リンパ節腫脹《しゅちょう》など。

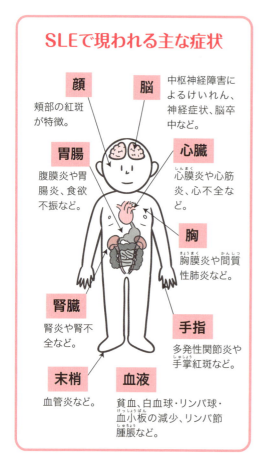

なかでも腎臓は侵されやすい臓器のひとつといえます。

SLE自体の原因は、自己免疫の異常とされます。本来は、細菌やウイルスなどの異物から体を守るための免疫システムに異常が起こって、自己抗体《こうたい》（自分の体の組織に対する抗体）が全身の臓器を攻撃し、障害を起こします。

腎臓では、自己抗体と抗原が結合した免疫複合体が糸球体《しきゅうたい》に付着して炎症を起こし、たんぱく尿や血尿、円柱尿など、多彩な尿所見が出るようになります。

すぐに治る人もいれば再発したり悪化する人も

自覚症状には個人差があります。検査をしないとわからない人がいる一方、**発熱やむくみが出て体がだるくなる人、血尿やたんぱく尿が出る人、息苦しさや嘔吐《おうと》などの症状が出る人もいます。**病気の経過もさまざま。比較的すぐに血尿、たんぱく尿とも消失して治る人もいれば、難治性で長期間の入院治療が必要な人もいます。大量のたんぱく尿とともにネフローゼ症候群を呈し、たんぱく質が大量に失われてむくみがひどくなったり、腎機能が著しく低下して、人工透析が必要になる人もいます。

SLEの活動性と腎機能を調べる

SLEの診断は、診断基準に則ります。**血液検査や尿検査により、白血球やリンパ球、血小板、抗核抗体などを調べて、**SLEかどうかを確定させます。すでにSLEと診断がついている場合は、腎臓の検査を実施。尿検査でたんぱく尿や細胞性円柱（赤血球円柱、白血球円柱、顆粒円柱）が認められれば、ループス腎炎と診断できます。

また、治療方針の決定やSLEの予後の推察のために、できるかぎり腎生検（→P46）を行います。

ステロイド薬による治療が不可欠

ループス腎炎の治療には、寛解導入療法と維持療法があります。

寛解導入療法は、副腎皮質ステロイド薬を基本治療とし、状況に応じて免疫抑制薬などを併用します。維持療法では、できるだけ少ない量のステロイド薬と免疫抑制薬を併用することで、再発を予防することが目標とされています。

慢性腎臓病（CKD）

痛風腎――痛風、高尿酸血症が原因

尿酸が増えすぎて腎臓に障害を及ぼす

痛風腎の根本的な原因は、「痛風」や、その予備群である「高尿《にょう》酸《さん》血症」と同様に、増えすぎた尿酸です。尿酸は体のエネルギー代謝によってできる老廃物で、通常は血液中に混じっており、最終的には尿や便として排泄されます。しかし、尿酸の生成が過剰になったり、腎臓での排泄がうまくいかなくなると、増えてしまいます。過剰な尿酸は結晶化して関節に沈着し、強い関節痛を起こすのです。痛風は、特に足のつけ根に激痛を起こすことでよく知られています。この結晶化した尿酸は腎臓にもたまって結石をつくったり、後述のように痛風腎を引き起こすなどの悪影響を及ぼします。

尿酸は特に腎臓の髄質《ずいしつ》と尿細管《にょうさいかん》、その周囲の間質《かんしつ》に沈着します。腎臓の髄質では尿が酸性に傾いており、尿酸は酸性の液体に溶けにくい性質があるので、結晶化しやすいのです。腎臓の組織に沈着すると、瘤《こぶ》のようなものができて炎症

尿酸が多いと腎・尿路に影響を及ぼす

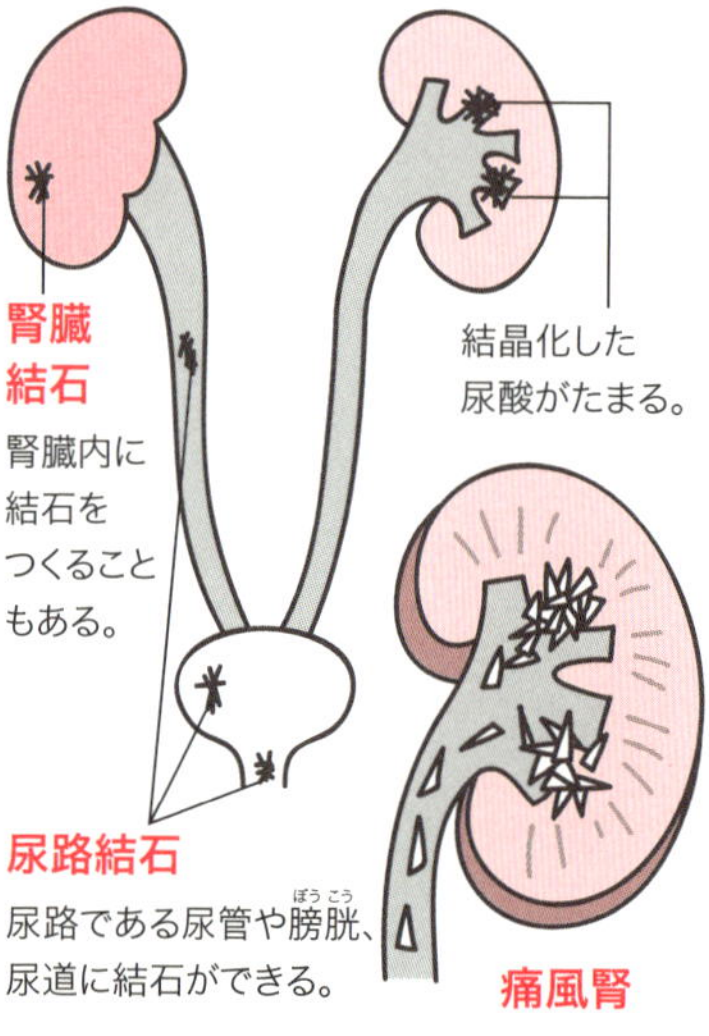
腎臓結石
腎臓内に結石をつくることもある。
結晶化した尿酸がたまる。
尿路結石
尿路である尿管や膀胱《ぼうこう》、尿道に結石ができる。
痛風腎

老廃物である尿酸は尿として排泄される。そのため、増えすぎると尿をつくる腎臓にたまりやすい。痛風腎や腎臓結石を招いたり、排泄経路となる尿路に結石をつくる原因にもなる。

が起こり、腎機能障害を招きます。

痛風腎は、痛風や高尿酸血症の人に起こる腎臓病の総称です。 しかし最近では、痛風の患者さんの多くがメタボリックシンドロームを合併しており、高尿酸血症が動脈硬化を引き起こし、たんぱく尿や腎機能障害の原因となることがわかってきました。**糖尿病や高血圧などによる腎不全の進行とも密接に関係している可能性が高くなったため、それらの病気も原因に含めた呼称として、痛風腎とする**こともあります。

尿酸値と腎機能を調べる

尿酸値が基準（3・0〜7・0㎎／dL）を超えていれば、痛風腎が疑われます。

腎障害を調べるには、尿検査でたんぱく尿や血尿の有無を確認します。ただし、痛風腎の初期ではどちらもみられないことがあるので、それだけで確定はできません。

痛風腎の確定診断には、血清シスタチンCや推算糸球体《しきゅうたい》濾過《ろか》量（eGFR）、尿濃縮能がよく使われます。尿濃縮能を調べるのは、痛風腎になると、尿細管の尿濃縮する働きに異常が出るためです。この検査によって腎臓の髄質の状態を知ることができます。

痛風の治療が先。尿酸値を下げる薬を使う

治療の基本は、原因となっている痛風や高尿酸血症を改善すること。このため、尿酸の元となるプリン体を多く含むものの摂取を控えることが重要です。高尿酸血症の原因には、プリン体の産生過剰と腎からの排泄障害の場合があり、効果的な治療のためにはそのどちらなのかの鑑別も必要です。

薬物療法としては、**尿酸の排泄を促す「尿酸排泄促進薬」、または体内での尿酸の過剰な生成を抑える「尿酸生成抑制薬」が用いられます。**

さらに、尿が酸性に傾いていると尿酸が溶けにくいので、酸性尿を改善するために、重曹やクエン酸製剤を用いることもあります。

痛風や高尿酸血症は、生活習慣が大きく影響しています。高血圧や高血糖、脂質異常症を合併していることもあるので、減塩を心がけ、食べすぎをやめ、適切な運動をし、肥満を解消することが大切です。

慢性腎臓病（CKD）

ネフローゼ症候群――大量のたんぱくが漏れる

ネフローゼ症候群です。全体の約70％を占めています。

もうひとつは糖尿病性腎症（↓P62）やループス腎炎（↓P72）などが原因の、二次性（続発《ぞくはつ》性）ネフローゼ症候群です。

原因によって2つのタイプがある

ネフローゼ症候群とは、「尿に大量のたんぱくが漏れ出る」「血液中のアルブミンが低下」「血清脂質の上昇（高コレステロール血症）」「むくみがある」などで、79ページの診断基準を満たしたものをいいます。

ネフローゼ症候群は、原因によって大きく2つに分けられます（↓下表）。

ひとつは腎臓そのものの病期が原因となっている、微小変化型や膜性腎症などの一次性（原発《げんぱつ》性）

ネフローゼ症候群のタイプ

一次性ネフローゼ症候群	微小変化型	子供に多い。大人でも約40％はこのタイプ。糸球体の形態上の変化はなく、ステロイド治療により治ることが多い。再発率も高い。
	膜性腎症	大人のネフローゼ症候群では最も多い。糸球体の基底膜が厚くなる。
	巣状《そうじょう》糸球体硬化症	微小変化型と類似の経過をたどるが、一部の糸球体に分節状に硬化病変が観察され、ステロイド治療への反応が悪い。
	膜性増殖性糸球体腎炎	近年、発生頻度は少なくなった。ステロイド薬や免疫抑制薬、抗凝固薬による治療が効くとされが、治療抵抗例が多い。
二次性ネフローゼ症候群		腎臓以外に原因があるもの。糖尿病性腎症、ループス腎炎などから発症することが多い。

糸球体が障害されるため、たんぱくが漏れる

ネフローゼ症候群は、腎臓の糸《し》球体《きゅうたい》の異常により、多量のたんぱくが尿中に排泄され、さまざまな症状が現われます。

糸球体は毛細血管のかたまりのような組織で、血管の壁にある小さな孔《あな》は血液を濾過《ろか》するフィルターの役割を果たしています。

毛細血管の壁は内側から内皮《ないひ》細胞、基底膜、上皮《じょうひ》細胞の三層構造で、糸球体係蹄《けいてい》壁を形成しています。糸球体係蹄壁は、体に必要なたんぱくや血球など大きなものは通さず、不要な老廃物だけを濾過して尿として排泄しています。

ところが何らかの原因で糸球体に異常が発生すると、糸球体係蹄壁が破れたり、フィルターの目が粗くなって、体に必要なものまで通過させてしまうのです。

たんぱくが失われると、強いむくみが現われる

ネフローゼ症候群の特徴的な症状は、尿に大量のたんぱくが漏れ出てしまうことによる、体の強いむくみです。健康な人の場合も尿中にたんぱくは出ていますが、多くても1日に150mg／dLを超えることはありません。

ところが、ネフローゼ症候群の場合、大人では1日に3・5g以上ものたんぱくが尿中に出てしまいます。しかもその状態が長く持続することからそれに伴って、血液が低たんぱく（低アルブミン）となります。

すると、血管の浸透圧が影響を受け、血液内の水分が血管の外へ移動。結果として、全身に強いむくみが現われます。

むくみがひどくなると、体重が増えたり、胸水《きょうすい》や腹水《ふくすい》がたまってせきが出たり、息苦しさを感じたりします。さらに悪化すると、心臓が圧迫され、うっ血《けつ》性心不全になることもあります。

低たんぱくは、ほかにもさまざまな合併症を招きます。体内の不足を補うために肝臓がたんぱくを生成するのですが、その過程でコレステロールや中性脂肪が結合した「リポたんぱく」が大量につくられ、血液中のコレステロールが増えて脂質異常症になることが多いのです。

それによって血液の粘りけが増

して血栓ができやすくなり、腎静脈血栓症や肺塞栓《そくせん》症などを引き起こす危険も出てきます。

　また、血液中の免疫グロブリンも大量に失われるので、**免疫力が低下して、感染症にかかりやすく**なることもあります。

　ネフローゼ症候群の治療では、副腎皮質《ふくじんひしつ》ステロイド薬や免疫抑制薬を使うことが多いのですが、実はこれによってさらに免疫力が低下するという負の側面もあります。

　こうした事態を防ぐには、ひどいむくみや尿の泡立ちなど、たんぱく尿のサインが出たら、すぐに検査を受けることが必要です。

尿と血液の検査のほか腎生検は必須

　ネフローゼ症候群の検査では、まず尿を調べて、たんぱくがどれくらい出ているかを確認します。

　また、尿沈渣《ちんさ》も行います。これは原因疾患や重症度を推定する重要な目安になります。

　同時に血液検査も実施します。血液中の総たんぱく（血清総たんぱく量）や、血清アルブミンの量を調べる検査です。

　血液中のたんぱくには、アルブミンとグロブリンが含まれています。ネフローゼ症候群では、アルブミンが極端に減少することが特徴となっています。

　合併症である脂質異常症の検査も必要なので、血清総コレステロ

こんな症状は要注意!

むくみがひどい

朝起きたときに顔全体がむくんでいたり、まぶたが腫れぼったくなっている。手や足もむくんで、時計や指輪、靴がきつくなる。

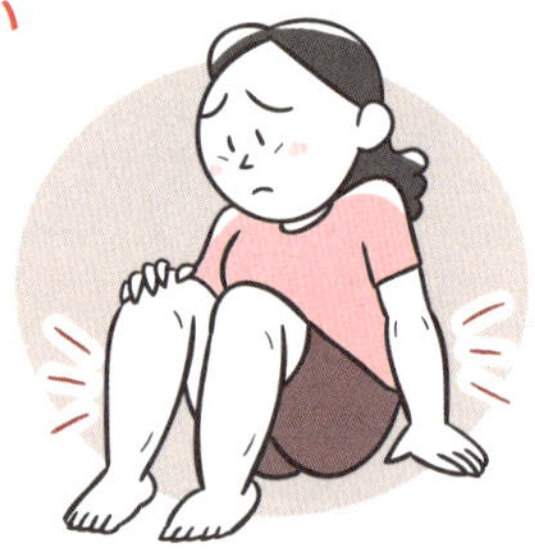

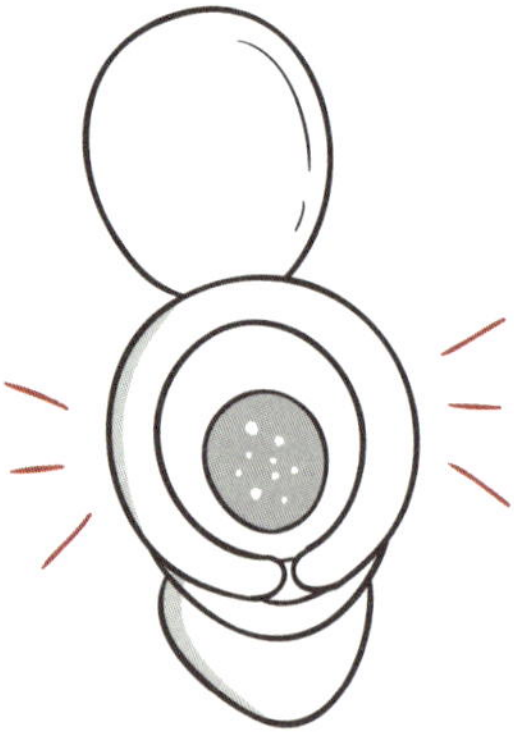

尿の泡立ちが消えない

大量のたんぱくが出ると、尿が石けん水を混ぜたように泡立ち、しかもなかなか消えない。

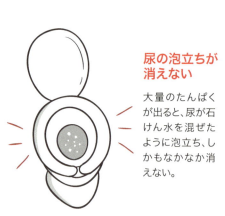

ール値も調べます。

そのほか、むくみがあるかどうかも確認して、左表のような診断基準によって最終的に判断します。

さらに、胸部エックス線検査や超音波検査、CT検査によって、胸水や腹水の有無や、その程度を判定します。

原因疾患を確定させる必要がある場合は、腎生検も行います。腎生検に先行して副腎皮質ステロイド薬を投与し、その反応性をみる場合もあります。

ネフローゼ症候群の診断基準

	大人の場合	子供の場合
1 たんぱく尿	1日に尿中のたんぱく質量が3.5g以上で、それが持続する。	1日に尿中のたんぱく質量が3.5g以上または、体重1kgあたり0.1g以上。または早朝起床時のいちばん最初の尿で300mg/dL以上の尿たんぱくが3～5日以上続く。
2 血清総たんぱく尿、血清アルブミン値	血清総たんぱく尿が6.0g/dL以下。血清アルブミン値が3.0g/dL以下。	血清総たんぱく尿が学童・幼児なら6.0g/dL以下、乳児なら5.5g/dL以下。血清アルブミン値が学童・幼児なら3.0g/dL以下、乳児なら2.5g/dL以下。
3 むくみがある		
4 脂質異常症	血清総コレステロール値が250mg/dL以上。	血清総コレステロール値が学童250mg/dL以上、幼児220mg/dL以上、乳児200mg/dL以上。

1と2はネフローゼ症候群診断の必須条件。3と4は診断の参考にする。

1と2はネフローゼ症候群の必須条件。3と4は必須条件ではないが、これがあるとより診断は確実に。

安静が大事。食事制限は必ず守る

ネフローゼ症候群では、まず入院して安静に。それだけでたんぱく尿やむくみの軽減が得られる場合があります。むくみがひどい場合は、利尿薬を数種類組み合わせて軽減をめざします。

食事療法としては、**1日5～7gの塩分制限（症状が著しいときは3～4g）、水分の制限、たんぱく質の制限（1日あたり標準体重×0.8g）**が大切です。

一次性ネフローゼ症候群の薬物療法では、副腎皮質ステロイド薬や免疫抑制薬を使います。そのほか脂質異常症や高血圧の治療薬を使うこともあります。

子供が慢性腎臓病になることもある

子供では先天性腎疾患が圧倒的に多い

大人では、糖尿病や高血圧などの生活習慣病が原因で腎臓病になることが多いのですが、子供の場合は、圧倒的に先天的な理由で腎臓病になることが多いといわれています。

先天性の腎疾患とは主に、2つあるはずの腎臓がひとつしかできてこないケースと、生まれつき腎臓に嚢《のう》胞《ほう》がある常染色体劣性《れっせい》嚢胞腎とがあげられます。

生後の発達過程で腎臓が正常に成長しない場合もあります。

糸球体《しきゅうたい》腎炎も、子供に多い腎臓病です。糸球体腎炎のなかでも、(微小変化型)ネフローゼ症候群(→P76)とIgA腎症(→P58)が多くみられます。しかし、なぜ子供が糸球体腎炎になってしまうのか、その原因はわかっていません。

学校の検尿でみつかることも

子供の腎臓病は、「むくみ」や「尿の量が少ない」などの症状からわかることもあります。また3歳児検尿や学校検尿でみつかることも多いようです。

検尿で発見される病気で多いのは、慢性糸球体腎炎(IgA腎症)、ネフローゼ症候群、急性糸球体腎炎(→P50)、ループス腎炎(→P72)などです。

先天性の腎臓異常・尿異常が検尿でみつかることもあります。

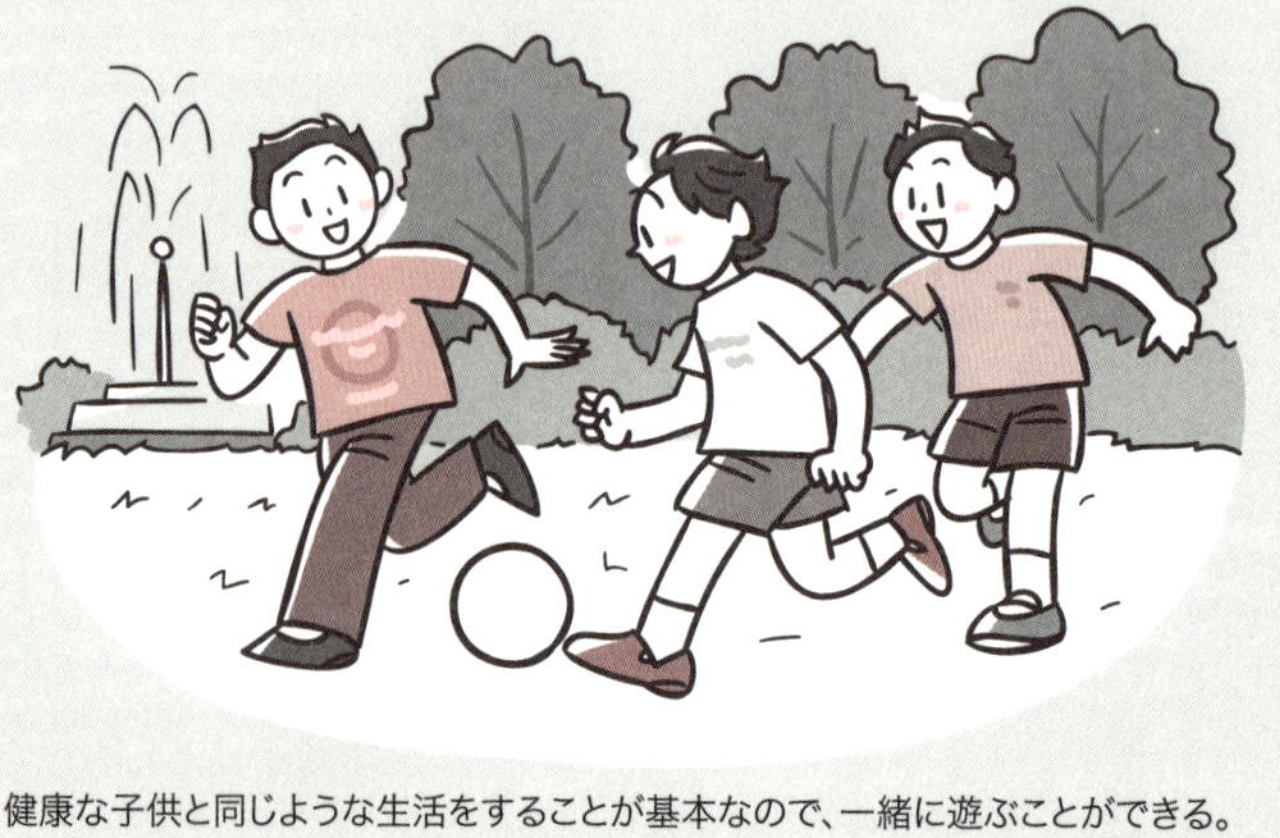

健康な子供と同じような生活をすることが基本なので、一緒に遊ぶことができる。

運動制限も食事制限も基本的には行わない

子供の腎臓病の治療にあたっては、心身の成長を第一に考えながら進めていきます。

食事や運動に制限があると、心身ともストレスがかかり、子供にとっては大きな負担となります。

そのため、原因にもよりますが、たんぱく質などの食事制限や運動の制限はせず、健康な子供と同じように生活することを基本にしています。

ただし、薬物療法は大人と同じように、病状に合わせてステロイド薬や免疫抑制薬などが投与されます。

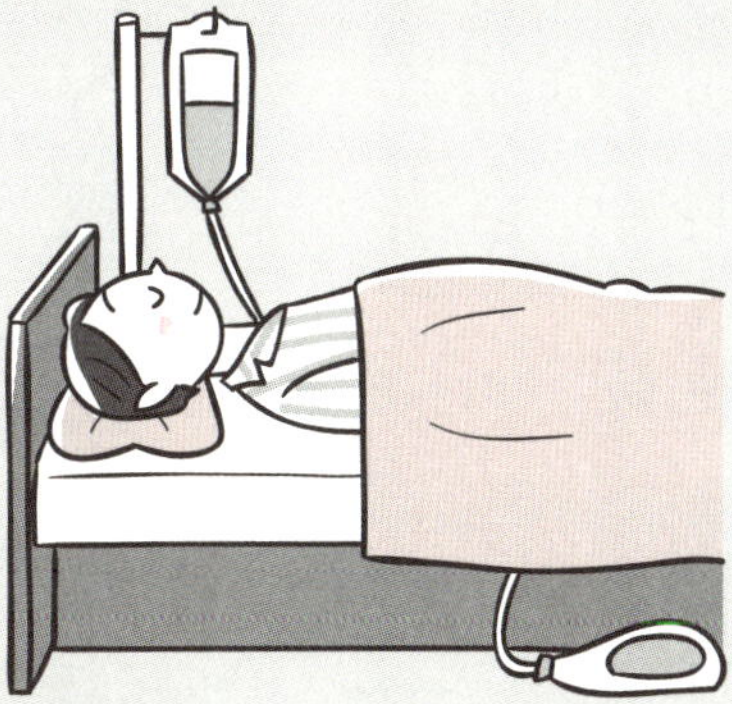

必要であれば、子供でも腹膜透析をする。

腎不全になってしまったら腎移植や透析を始める

薬物治療などをしても腎不全になってしまったら、必要に応じて腎移植や透析《とうせき》治療を始めます。

透析は血液透析や、多くの場合は腹膜透析（→P115）になります。ただし、子供の透析はどこの医療機関でもできるわけではなく、小児専門の施設で行います。成長して体が大きくなってきたら、腎移植をすることもあります。

なお、子供のときに腎臓病になっても治療を続け、大人になって腎機能が安定していれば、妊娠・出産は可能です。

治療の基本

ステージ	腎臓の状態	治療法
ステージ G3	GFRが中等度低下	[食事、日常生活]高血圧がある場合を除いては、できるだけ制限しない。肥満がある場合は減量する。 [薬]病状に合わせて使用する。
ステージ G4	GFRが高度低下	
ステージ G5	末期腎不全	小児では在宅でできる腹膜透析や腎移植で治療することが多い。

慢性腎臓病（CKD）

慢性腎不全――進行すると透析療法や腎移植が必要

徐々に腎機能が低下し、回復がむずかしい病気

慢性腎臓病の病期が進行すると、**老廃物の蓄積、高血圧、造血機能や骨代謝などに障害が起こり**、さまざまな症状がみられるようになります。徐々に腎機能が低下して、慢性腎不全に至り、末期には透析《とうせき》療法や腎移植が必要になります。

糖尿病性腎症からの移行が増えている

かつて、慢性腎不全のほとんどは慢性糸球体《しきゅうたい》腎炎（↓P58）だったのですが、近年、糖尿病の患者

徐々に悪化し、末期は透析療法も

病期	GFR	対応
G3a	GFR 45～59（軽度～中等度以下）	薬物療法、食事療法、生活改善を行う
G3b	GFR 30～44（中等度～高度以下）	薬物療法、食事療法、生活改善を行う
G4	GFR 15～29（高度以下）	これまでの治療＋腎移植や透析療法について説明
G5	GFR 15未満（末期腎不全）	透析療法開始

（『CKD診療ガイド2012』日本腎臓学会編より）

さんが増えた影響で、糖尿病性腎症（↓P62）から慢性腎不全へと移行するケースが、非常に増えています。

そのほかにも、高血圧が原因の腎硬化症（↓P66）、全身性エリテマトーデスによるループス腎炎（↓P72）、多発性嚢胞《のうほう》腎（↓P88）から、それぞれ慢性腎不全に至るケースが多くみられます。

末期の慢性腎不全になると、体内にたまりすぎた老廃物や、糖質や脂質、内分泌代謝の異常の影響で、全身にさまざまな症状を来たす尿毒症が現われます。

血清クレアチニンに注目し、腎機能低下を見逃さない

腎不全の診断には、血液中の血清クレアチニンと、尿素窒素《にょうそちっそ》の数値が重要な目安になります。クレアチニンは、体内の代謝によって発生する老廃物のひとつで、腎臓の濾過《ろか》機能が低下すると、血液中に増えていきます。

健診の結果などで、自分の血清クレアチニン値がわかっていれば、P40～41の早見表でおおよその腎機能が確認できます。さらに、詳しい検査でクレアチニンクリアラ

先生、教えて！

尿毒症になるとどんな症状が出てくる？

末期の腎不全になり腎機能が5～10%くらいまで低下すると、体内の老廃物を排泄することがほとんどできなくなるため、全身に尿毒症の症状が現われます。脳や中枢神経に障害が出ると、頭痛や不眠、うつなどの精神症状のほか、けいれんや意識障害が起き、昏睡《こんすい》に陥ることもあります。

目に症状が出て、網膜《もうまく》症になることもあります。

尿毒素の影響には、心膜《しんまく》炎や食欲不振、悪心《おしん》、アンモニア臭のある口臭、味覚異常、下痢や便秘もあります。免疫力の低下から感染症にもかかりやすくなります。

腎臓からは造血ホルモンなど複数のホルモンも分泌されていますが、その働きが阻害《そがい》されて現われる症状もあります。エリスロポエチンの分泌が低下して貧血がひどくなり、動悸《どうき》や息切れがしたり、それが心臓や呼吸器に負担をかけて心臓肥大や心不全を招きます。ビタミンDの活性ができずに骨が弱くなり、骨粗鬆症《こつそしょうしょう》になったり、骨折しやすくなることもあります。

尿毒症の治療には、透析療法を生涯続けるか、腎移植を考えなければなりません。

ンスを調べると、診断に有効です。

治療は原因となっている病気の治療を行います。腎機能低下を促す高血圧や高尿酸血症、脂質異常症の治療薬、貧血を改善するためのエリスロポエチン製剤などを使います。

慢性腎不全だからといってすぐに透析ではない

慢性腎不全でステージがG5になると、すぐに透析療法が始まると思っている患者さんが多いようですが、そうではありません。

ステージや数値だけで決めるのではなく、**患者さん個人個人の状態をみて判断**されます。

そして**薬物療法、食事療法、生活改善を行ってもその症状がとれなくなったときに、はじめて透析療法や腎移植を選択肢のひとつと考え**ます。

たとえば血清クレアチニンの値が4であっても、尿毒症の症状がなく、患者さんに筋肉量がしっかりあれば、透析療法をする必要はありません。

逆に筋肉量がない人だと血清クレアチニンの値がそれほど高くなくても、尿毒症の症状が出やすくなります。個人個人の差が激しいため、ひとつの検査データだけで透析療法を決めるのは、危険が伴います。

筋肉にはクレアチンという、運動をする際に分解して大量のエネルギーを放出する物質があります。私たちの体では、筋肉のなかでクレアチンをクレアチニンに変えています。1日のクレアチニンの産生量は、体全体の筋肉量と比例しています。

腎臓の働きが正常なら、筋肉で産生されたクレアチニンは、腎臓から尿としてすべて排泄されます。だから、正常な値が保てるわけです。

一方、腎機能が落ちると、排泄される量が落ちて、血清クレアチニン値も上昇することになります。そのとき、全身の筋肉量が多い人は、そもそも産生されるクレアチニンの量が多いわけですから、腎機能が同じ場合、筋肉の少ない人よりも血清クレアチニン値は高くなります。末期腎不全になると、血清クレアチニン値はより筋肉量に比例するようになり、ある意味、腎機能より筋肉量のほうの影響が大きくなるといわれています。

尿細管・間質性腎炎――薬物アレルギーが関係する

急性は薬物アレルギーによるものが最も多い

尿細管《にょうさいかん》・間質性腎炎《かんしつせいじんえん》とは、**尿細管と間質に起こる腎炎**です。急性と慢性があり、急性では薬によるアレルギー反応によるものが最も多くなっています。

急性尿細管・間質性腎炎は、あらゆる薬物が原因となる可能性がありますが、プロトンポンプ阻害《そがい》薬、非ステロイド性抗炎症薬などが多いといわれています。急性の症状はすぐに出るわけではなく、数日～2週間程度の幅があります。そのため、すぐに薬物アレルギーだとわからないことがあります。

慢性の場合は、自己免疫疾患、血液の病気、感染症などが原因となります。

急性では発疹や発熱など、慢性では症状が乏しい

急性のときは発熱や発疹、かゆみのほか、関節痛や腰痛などの症状が出ます。急激に悪化して腎不全になる可能性があるので、適切な治療が必要です。慢性の場合は、腎機能低下に伴う高血圧、貧血など慢性腎不全の一般的な症状に注意が必要です。気になる体調の変化がみられたら、すぐに受診してください。

原因薬物を中止してステロイド薬で治療する

急性ではまず、アレルギーを起こした原因薬物の使用を中止します。それだけで改善が認められる場合も多いのですが、症状が重篤であればステロイドを投与します。

慢性の場合は原因の除去が最も重要ですが、徐々に腎間質の線維化・硬化が進み、腎機能も低下していくので、今以上に悪化して慢性腎不全にならないようにすることが大切です。悪化を防ぎつつ、**長期間治療も継続**します。

症状がない
無症候性尿異常

尿に異常はあるが 尿以外の検査で異常はない

「無症候性」とは、痛みなどの自覚症状がない病気の状態をいい、「症候性」に対する言葉です。

無症候性尿異常とは、健康診断のたんぱく尿や尿潜血《せんけつ》（血尿）の検査で陽性（＋）と診断されるような尿異常はあるものの、血液検査や精密検査では、膀胱《ぼうこう》や前立腺《せん》、尿路結石など、尿路系の病気がみつからない場合を指します。

尿潜血のみの陽性が多くみられるのは成人女性で、月経やホルモンのバランス、尿路感染などが原因のことが多いようです。子供と高齢者では、男女差はあまりありません。

たんぱく尿だけ、またはたんぱく尿と尿潜血が1年以上続き、尿路系の病気がない場合は、慢性糸球体《しきゅうたい》腎炎と診断されます。

症状はないが 原因はいくつかある

無症候性尿異常は、尿にたんぱくや血液が混じっている状態です。その原因としては、尿路の炎症や結石、慢性糸球体腎炎の初期段階が考えられます。

実際、ほかに体の異常がなく、尿潜血が続いた人の約10％に、やがてたんぱく尿がみられるようになります。

先生、教えて！

尿潜血とたんぱく尿、どちらのほうが心配ですか？

排尿の際、自分の目で見てわかるくらいに、尿に血液が混じっていたら（血尿）、すぐに病院に行く必要があります。なぜなら、がんの可能性もあるからです。そうでなければ、たんぱく尿の判定のほうを気にかけます。

尿潜血が出ているだけでは腎不全に至ることはありませんが、たんぱく尿が続き、そのままにしておくと、腎不全になってしまうからです。

尿に異常がみられたら、念のため、血液検査や、腎臓や膀胱などの超音波検査をし、病気が潜んでいないかどうかを確認するようにしましょう。

尿検査で陽性が出る人の割合

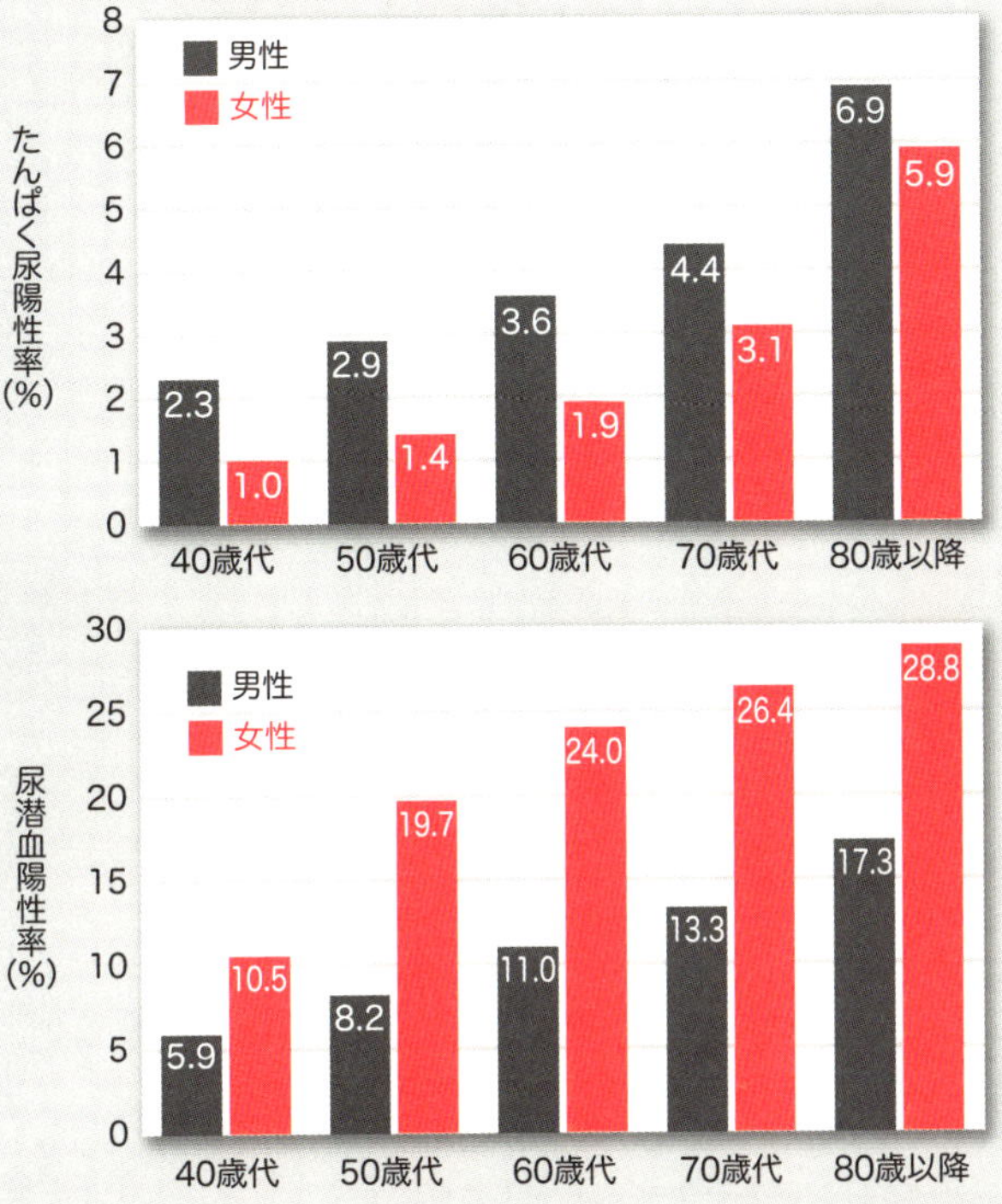

(石田久美子ほか　日内会報90:1200,200より引用)

経過観察を続けることが大事

尿は、採る時間によって成分に変動があり、検査の判定が変わってきます。食事をしたり水を飲めば尿は薄まりますし、運動すればたんぱく尿も尿潜血も出やすくなります。ちょっとしたことで、尿の濃度も変わるのです。そのため、朝起きてすぐの〝早朝第一尿〟で検査をするのがいちばんです。早朝第一尿は、睡眠中水分をとらずに膀胱にたまった尿なので、いちばん安定した値が出ます。

軽度の尿の異常だけなら、経過観察を続けるだけで、特に治療の必要はありません。

少しでも血圧が高い、血糖値が高い、尿酸値が高い、肥満があるという人はこれらの数値を正常に戻すように、生活習慣の改善を実践することをおすすめします。

もちろん、生活習慣の改善だけで数値の改善がみられない場合、医師の指示にしたがい、適切な治療を始めましょう。治療をすることで、腎臓への負担が軽くなります。

多発性嚢胞腎——腎臓に嚢胞がいくつもできる

腎臓に袋状の嚢胞が多数発生する病気

多発性嚢胞腎《のうほう》とは、左右両側の腎臓に大小の袋状の嚢胞ができる病気です。**遺伝性の腎臓病のなかで最も多く**、常染色体優性多発性嚢胞腎（ADPKD）と常染色体劣性多発性嚢胞腎（ARPKD）に分けられます。ADPKDは1500〜2000人に1人の割合で発症し、加齢とともに嚢胞が増え、70歳までに約50%が腎不全に至ります。ARPKDは新生児期に発症し、短期間で亡くなることが多いといわれています。

嚢胞は肝臓やひ臓、すい臓などにも発生します。嚢胞のなかには液体が詰まっており、腎臓内にできた嚢胞によって腎実質《じっしつ》が圧迫されて腎機能が低下。進行すると腎不全に陥り、尿毒症《にょうどく》に至ることが多いようです。

症状としては腹痛、腹部膨満感《ぼうまん》、腰痛、血尿、高血圧が多くみられますが、無症状のこともあります。

薬物治療と食事療法で治療をする

腎機能が保たれたADPKDについては嚢胞増大を抑制することからトルバプタンという利尿薬が使用されます。また、ADPKDでは高血圧や貧血など、合併症に対して適切に対処していくことが大切です。特に血圧の管理は非常に重要で、降圧薬を用います。また、感染症が起こったときは、抗生物質や抗菌薬で対処します。

薬物療法を行いながら、食事療法や生活の注意で腎機能の低下を抑え、腎不全への進行をできるだけ遅らせることが大切です。尿毒症に至った場合は透析《とうせき》療法を開始したり、腎移植を考えます。

なお、この病気の人は**脳の血管に動脈瘤《りゅう》ができることがある**ので、検査と経過観察も必要です。

第 4 章

腎臓病の治療と透析療法

慢性腎臓病の治療は長期にわたります。その多くは薬物療法です。治療に使う薬の種類や用途の知識を深めましょう。腎臓病が進行すると透析療法が必要になることもあります。血液透析と腹膜透析について紹介します。

腎臓の状態を知る

「重症度分類」から腎臓の状態がわかる

慢性腎臓病（ＣＫＤ）は、基本的に症状がほとんどみられません。そのため病気の状態を知ることがむずかしかったのですが、糸球体《しきゅうたい》濾《ろ》過《か》量（ＧＦＲ）と尿たんぱく（糖尿病がある場合は尿アルブミン）を加えて重症度分類（↓左下表）が示されたことにより、総合的に評価できるようになりました。

該当のステージによって治療内容が変わる

腎臓病の重症度はステージで表わされます。該当ステージと原疾患によって治療内容は異なります。

たんぱく尿検査のＡ１と、ＧＦＲ区分のＧ１またはＧ２の場合は、慢性腎臓病とは診断されません。だからといって安心ということではありません。リスク因子（↓左上図）がひとつでもあれば、慢性腎臓病になりやすく、注意が必要です。

左下表の重症度分類の赤い部分は慢性腎臓病とされ、ＧＦＲとたんぱく尿のレベルをみて評価されます。**リスク因子がひとつでもあれば、必要に応じて生活習慣の改善や生活習慣病の治療**を行います。

ＧＦＲがＧ１、Ｇ２でも、たんぱく尿がＡ２、Ａ３の場合は慢性腎臓病と診断されます。症状はほとんどみられませんが、原因となる病気の治療や生活習慣の改善が必須です。

最も患者数が多いといわれているのが、ＧＦＲがＧ３ａ、Ｇ３ｂに該当するステージです。腎機能低下の原因を調べ、低下防止のための治療を行います。Ｇ３ａは、加齢によって腎機能が低下した人が多く含まれます。

Ｇ４、Ｇ５では、これ以上進行しないように治療を行います。腎機能が著しく低下している場合は、透析《とうせき》療法を行うこともあります。

慢性腎臓病のリスク因子

- 糖尿病
- 高血圧
- 脂質異常症
- 肥満
- 喫煙
- 加齢
- メタボリックシンドローム
- 家族に慢性腎臓病の人がいる

▼

ひとつでもあると、より、慢性腎臓病になりやすい

慢性腎臓病の重症度分類

たんぱく尿検査の結果

右にいくほど悪化

たんぱく尿区分				A1	A2	A3
糖尿病がある場合	尿アルブミン （mg/日）			正常	微量 アルブミン尿	顕性 アルブミン尿
				30未満	30～299	300以上
高血圧 腎炎 多発性嚢胞腎 移植腎 不明　その他	尿たんぱく （g/日）			正常	軽度 たんぱく尿	高度 たんぱく尿
				0.15未満 ［－・±］	0.15～0.49 ［＋1］	0.50以上 ［＋2～］
GFR （糸球体濾過量） （mL/分/1.73㎡）	G1	正常または高値	90以上			
	G2	正常または軽度低下	60～89			
	G3a	軽度～中等度低下	45～59			
	G3b	中等度～高度低下	30～44			
	G4	高度低下	15～29			
	G5	末期腎不全（ESKD）	15未満			

下にいくほど悪化

重症度は原疾患・GFR区分・たんぱく尿区分を合わせたステージにより評価する。慢性腎臓病の重症度は死亡、末期腎不全、心血管死亡発症のリスクを、■のステージを基準に示している。リスクは■、■、■と、色が濃くなるほど上昇する。

（『CKD診療ガイド2012』日本腎臓学会編より）

病気の種類・進行度に応じて治療する

治療には4つのアプローチがある

腎臓病の治療法には、**①生活指導・管理、②食事療法、③薬物療法、④腎代替療法**、の4つのアプローチがあります。腎臓病と診断されたら、病気の種類や進行度に応じて、医師が治療法を組み合わせます。

本書で取り上げる慢性腎臓病は、内科的な治療が行われます。そこでは、薬物治療をメインに、食事療法や生活指導・管理を行います。

ほとんどは通院での治療が可能ですが、状態によっては入院が必要なこともあります。その場合は、医師の指示にしたがいましょう。

治療期間は長期的。だから医師との話し合いが必要

腎臓病は完全に治癒《ちゆ》することが少なく、慢性化することが珍しくありません。そのため、治療も長期間に及びます。**薬の服用をはじめ、食事療法や生活指導・管理を守って、長く病気と付き合っていく**心構えが必要です。治療を続けていく間には、さまざまな問題が発生することがあります。たとえば、薬の種類によっては副作用が起こることがありますが、勝手に量を減らしたり、服用をやめたりしてはいけません。医師の説明をよく聞き、よく話し合って、不安なことや疑問点を解決しながら治療にのぞみましょう。

また、食事療法も腎臓病治療においてはとても重要です。食塩の制限だけでもたいへんなのに、たんぱく質や、場合によってはリンまで制限が出てくると、これまでの食生活とは一変します。とまどったり、どうすればいいのかわからなくなる人も多いでしょう。そんなときは病院にいる管理栄養士による食事指導を受けるなどして、治療に役立ててください。

4つの治療法を組み合わせる

1 生活指導・管理

病気の進行を防ぐために、生活習慣を改善する。運動や就労の制限、指導を行うことも。

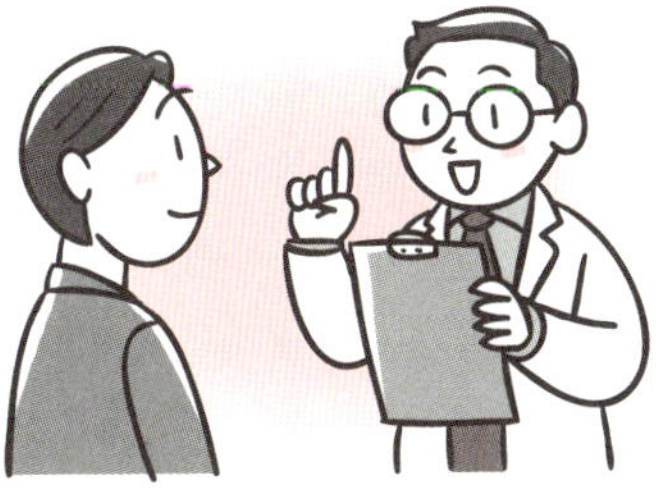

2 食事療法

腎臓の負担を軽減するために、食塩、たんぱく質、カリウムなどを制限した食事の指導が行われる。

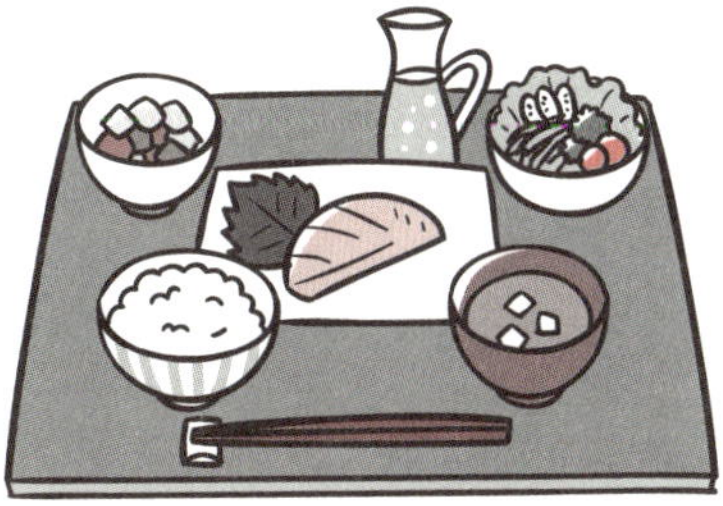

3 薬物療法

病気の種類や進行度によって、さまざまな薬が用いられる。

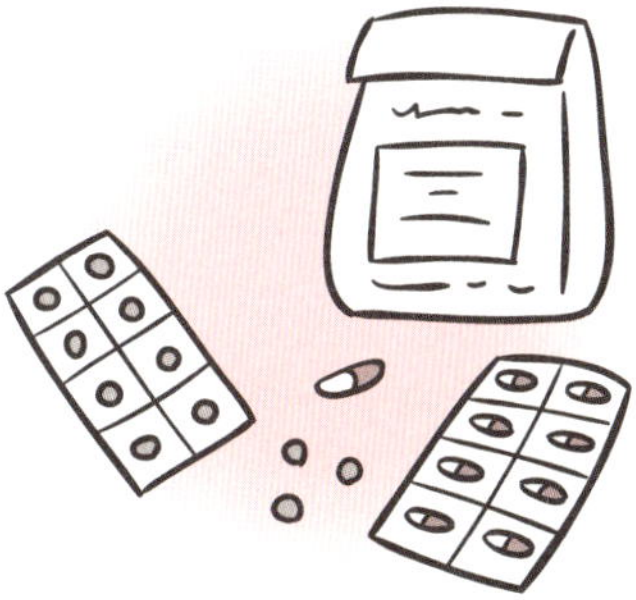

4 腎代替療法(透析《とうせき》療法・腎移植)

腎代替療法には、透析療法と腎移植の2つがある。腎機能が著しく低下し、人工透析が必要となった場合に行われる。透析療法には、血液透析と腹膜透析がある。腎移植は、慢性腎不全の治療法のひとつ。健康な人の腎臓を提供してもらい、移植する。移植の条件を満たすことが必須。

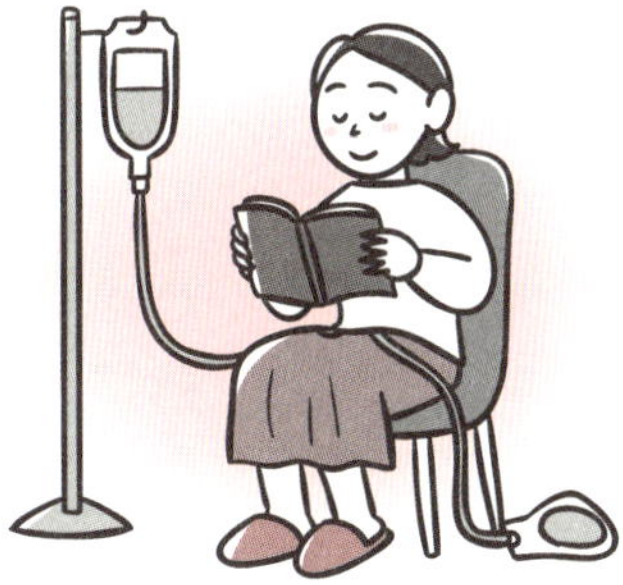

治療薬①

むくみの改善や血圧の安定に有効な利尿薬

腎臓病による症状を改善するための薬

腎臓病の治療薬には、病気の原因に直接作用する薬と、今現われている症状を改善する対症療法の薬があります。利尿薬は対症療法の薬です。

腎臓病では、体内の水分や塩分の量を調節する働きが悪くなって、むくみが出たり、尿の出が悪くなります。利尿薬は、**余分な水分や塩分の排泄を促し、尿量を増やす**ことで、むくみなどのつらい症状をとります。

また、むくみが改善されると体液の量が減るので、**血圧を下げる**働きも期待できます。利尿薬が高血圧の治療でも使われるのは、このためです。血圧が安定すると、心臓にかかる負担も軽減することができます。

よく用いられるのはループ利尿薬

腎臓病治療に使われる利尿薬に

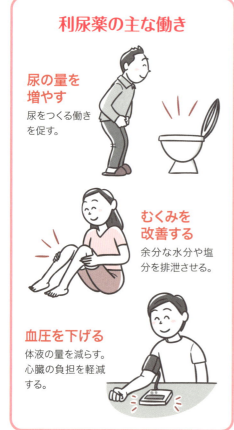

利尿薬の主な働き

尿の量を増やす

尿をつくる働きを促す。

むくみを改善する

余分な水分や塩分を排泄させる。

血圧を下げる

体液の量を減らす。心臓の負担を軽減する。

腎臓病に用いられる主な利尿薬

種類	特徴&副作用	一般名　（　）内は商品名
ループ利尿薬	**特徴:**腎臓でつくられた原尿の再吸収に作用。主にヘンレ係蹄に働きかけて、水分と塩分の再吸収を抑えて、尿として排泄させることで尿量を増やす。 **副作用:**低カリウム血症、尿酸《にょうさん》値の上昇を起こすことがある。脱水によって血栓ができやすいので、心筋梗塞《こうそく》や脳梗塞を起こしたことがある人は注意。	●フロセミド（ラシックス、オイテンシンなど） ●ブメタニド（ルネトロン） ●アゾセミド（ダイアートなど） ●トラセミド（ルプラック）
カリウム保持性利尿薬	**特徴:**利尿作用自体は弱めだが、カリウムを保持できるように作用するため、低カリウム血症の人も用いやすい。 **副作用:**高カリウム血症のほか、男性では女性化乳房が、女性では乳房痛や月経異常が起こることがある。	●カンレノ酸カリウム（ソルダクトン） ●エプレレノン（セララ） ●トリアムテレン（トリテレン）
サイアザイド系利尿薬	**特徴:**尿細管でのナトリウムの再吸収を抑制して、尿中のカルシウムの再吸収を促進する。むくみがある場合に有効。 **副作用:**低カリウム血症、高尿酸血症などが起こりやすい。	●トリクロルメチアジド（フルイトラン） ●ヒドロクロロチアジド（ダイクロトライド） ●インダパミド（ナトリックス）

は、ループ利尿薬やカリウム保持性利尿薬などいくつか種類があります（→上表）。それぞれ作用のしかたが異なるので、病状によって使い分けます。

比較的よく用いられるのが、ループ利尿薬です。

この薬は尿細管《にょうさいかん》のヘンレ係蹄《けいてい》（→P15）という部分に作用して、水分と塩分の再吸収を抑えることで尿の量を増やします。腎臓の糸《し》球体《きゅうたい》の濾過《ろか》機能が低下しているときでも、高い効果が得られるのが特徴です。

ただし、腎機能の低下が著しいときには、効果がみられないことがあります。その場合は薬の量を減らしたり、ほかのタイプの利尿薬（サイアザイド系利尿薬など）の併用を考えます。

治療薬❷

血圧を下げて、腎臓を保護する降圧薬

腎臓病で高血圧の治療はとても大事

腎臓病になると、下図のように腎臓の働きが低下して血流が悪くなるため、それを改善しようと私たちの体は、腎臓からレニンというホルモンの分泌を増やして、血圧を上昇させるしくみになっています。

ただし、**高血圧の状態が長く続くと腎臓に大きな負担をかけるため、腎臓病を悪化させる要因**にもなってしまいます。そこで、腎臓病における高血圧治療は、病気の進行を食い止めるためにも不可欠

腎臓病と高血圧の密接な関係

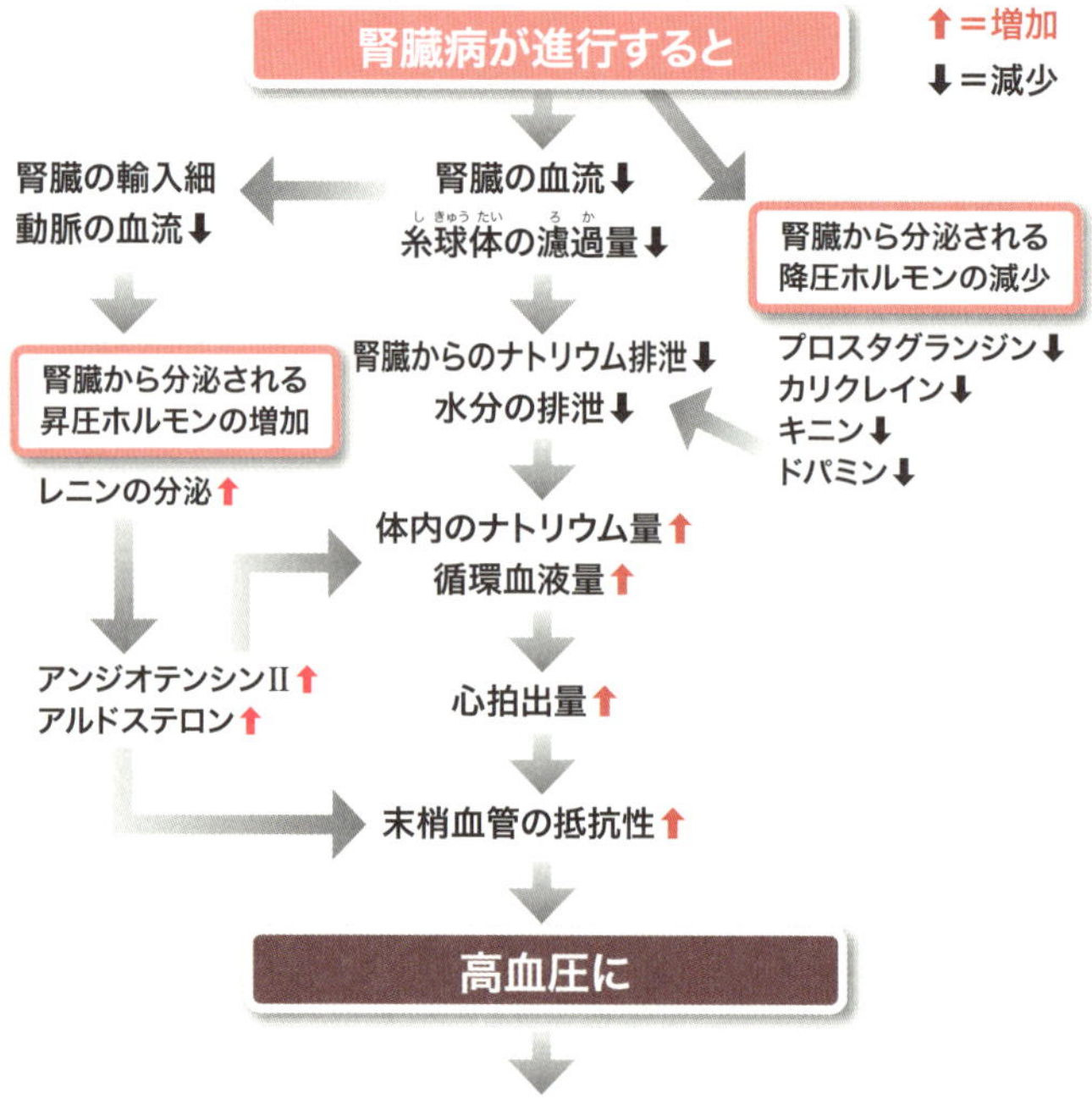

さらに、高血圧によって腎機能が低下すると、高血圧も進み、これがより腎臓にダメージを与えることになる。

なのです。血圧が高くなるシステムは、いくつもの要因が重なっているので、降圧薬もそれに応じて使い分けられます。

よく使われるのはカルシウム拮《きっ》抗《こう》薬、アンジオテンシン変換酵素（ACE）阻害《そがい》薬、アンジオテンシンⅡ受容体《じゅようたい》拮抗薬（ARB）、サイアザイド系（類似）利尿薬の4種類。これらの薬を組み合わせて用いるのが一般的です。単独で使うより、腎臓病の進行を食い止める効果が高いといわれています。

腎臓の血流を増加させるカルシウム拮抗薬

血管が収縮すると、心臓から強い圧力で血液を送り出すことになるため、血圧が上昇します。

そこで、**血管を広げて血液がスムーズに流れるようにするために用いる**のがカルシウム拮抗薬です。

太い血管の壁には平滑筋《へいかつ》という筋肉があり、血管を収縮させたり広げたりするときに、この筋肉が伸び縮みしています。平滑筋の収縮は、カルシウムイオンが筋肉細胞の孔《あな》（カルシウムチャンネルという）から細胞のなかに流入することで起こります。つまり、カルシウムイオンがカルシウムチャンネルから入れないようにすれば、

腎臓病の治療で使うその他の薬

腎臓病では血液が粘りけを増したり、それによって血栓ができやすくなることがあります。こうした症状があると、腎臓の糸球体の濾過機能をさらに低下させてしまうため、これらを改善する薬も用いられます。それが、抗凝固薬や抗血小板薬です。

抗凝固薬は血栓を防ぐ薬で、よく用いられるのがワルファリンカリウムです。抗血小板薬は血小板の働きを抑えて、血液の粘りけを改善する薬です。血液が流れやすくなるので、腎臓病改善にも役立ちます。

抗凝固薬や抗血小板薬の服用中は、ケガをしたときや歯の治療のときなど、出血がとまりにくくなるので、医師の指示を必ず守ることが大事です。

抗凝固薬　（　）内は商品名
ワルファリンカリウム（ワーファリンなど）

抗血小板薬　（　）内は商品名
アスピリン（アスピリンなど）
アスピリン・ダイアルミネート（バファリンなど）
サルポグレラート塩酸塩（アンプラーグなど）
シロスタゾール（プレタールなど）
クロピドグレル硫酸塩（プラビックスなど）
チクロピジン塩酸塩（パナルジンなど）

平滑筋が収縮しないようにすることができるのです。

カルシウム拮抗《きっこう》薬は、カルシウムイオンの流入を抑えて平滑筋をゆるめた状態にする結果、血管が広がって血圧が下がります。この薬は太い血管に作用するだけでなく、腎臓の輸入細《さい》動脈にも働きかける特徴があるので、腎臓への血流をよくする効果があります。そのため、腎機能が低下している人にも用いやすい薬です。

血圧を上げる物質の生成を抑えるACE阻害薬とARB

血圧の上昇にはレニンというホルモンが関係しています（P96図参照）。レニンが分泌されると、アンジオテンシンⅡやアルドステロンなどの、血圧を上昇させる物質がつくられて血圧が上がります。

ACE（アンジオテンシン変換酵素）阻害《そがい》薬は、アンジオテンシンⅠからアンジオテンシンⅡをつくる酵素の働きを抑えて、血圧の上昇を防ぎます。さらに、カリクレインやキニンなどのホルモンの働きを活性化させる効果もあり、血圧を効率よく下げることができます。

ARB（アンジオテンシンⅡ受《じゅ》容体《ようたい》拮抗薬）は、血圧を上昇させるアンジオテンシンⅡそのものの働きを抑えることで血圧を下げる薬です。**どちらも心臓や腎臓への負担が軽く、しかも血圧を下げる効果が高い**のでよく用いられています。

水分を排泄して血圧を下げる降圧利尿薬

むくみなど、腎臓病による症状を改善するためには利尿薬が使われますが（→P94）、サイアザイド系（類似）利尿薬などの降圧利尿薬は、**血圧を下げる働きと腎臓病による症状の両方を改善する薬**です。

尿細管でのナトリウムの再吸収を抑える一方、尿中のカルシウムの再吸収を促進して、血圧を下げます。

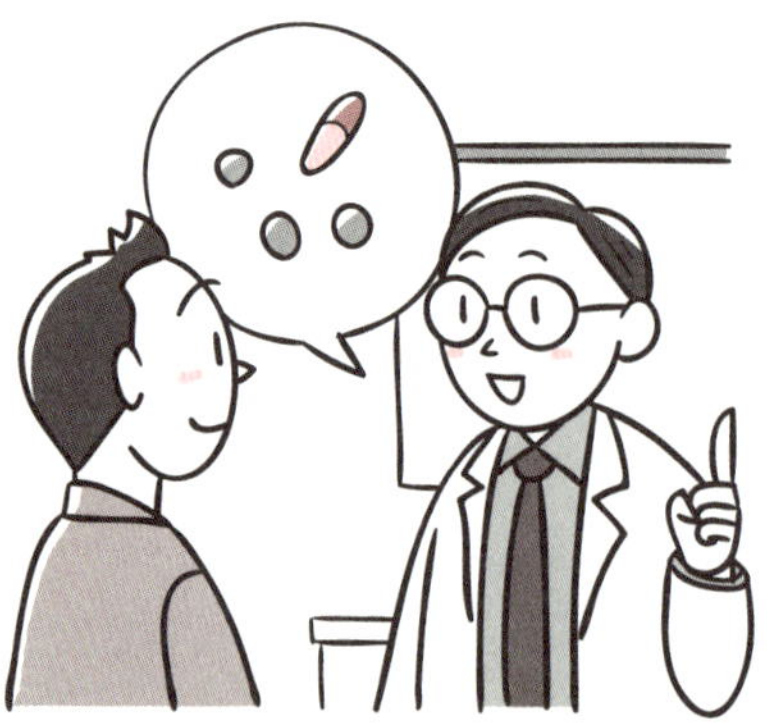

降圧薬は何種類か出されることがあるので、医師の説明をよく聞いて、正しく服用する。勝手に服用をやめることは厳禁。

腎臓病で使われる主な降圧薬

種類	特徴&副作用	一般名 （ ）内は商品名
ACE（アンジオテンシン変換酵素）阻害薬	**特徴:**血圧を上昇させるアンジオテンシンⅡの生成を促す酵素の働きを阻害して、血圧を下げる。特に腎臓の糸球体《しきゅうたい》の毛細血管の圧力をやわらげ、糸球体を保護する作用もある。 **副作用:**空咳《からせき》が出ることがある。	●カプトプリル（カプトリルなど） ●エナラプリルマレイン酸（レニベースなど） ●アラセプリル（セタプリルなど） ●デラプリル塩酸塩（アデカット） ●シラザプリル（インヒベースなど） ●リシノプリル（ロンゲス、ゼストリルなど） ●ベナゼプリル（チバセンなど） ●イミダプリル（タナトリルなど） ●テモカプリル（エースコールなど） ●キナプリル（コナンなど） ●トランドラプリル（オドリック、プレランなど）
ARB（アンジオテンシンⅡ受容体拮抗薬）	**特徴:**アンジオテンシンⅡの働きを抑えて血圧の上昇を抑える。末梢血管を拡張させ、心臓や腎臓への負担も軽い。 **副作用:**めまいや動悸《どうき》がある。	●ロサルタンカリウム（ニューロタンなど） ●カンデサルタンシレキセチル（ブロプレスなど） ●バルサルタン（ディオバンなど） ●テルミサルタン（ミカルディス） ●オルメサルタンメドキソミル（オルメテック） ●イルベサルタン（イルベタン、アバプロ） ●アジルサルタン（アジルバ）
カルシウム拮抗薬	**特徴:**平滑筋へのカルシウムの流入を抑えることで血管を拡張し、血圧を下げる。腎臓への血流を増加させる働きもある。 **副作用:**脈が速くなる、顔面の紅潮、頭痛、歯肉増殖、便秘、むくみなどが出ることがある。	●アムロジピンベシル酸塩（ノルバスク、アムロジンなど） ●エホニジピン（ランデル） ●シルニジピン（アテレックなど） ●ニカルジピン（ペルジピンなど） ●ニトレンジピン（バイロテンシンなど） ●ニフェジピン（アダラートなど）
サイアザイド系（類似）利尿薬	**特徴:**上記の3つの薬剤と併用することで、降圧効果を強くする。慢性腎臓病では、第二選択薬または第三選択薬として用いることが原則。ステージG3bの場合までに使用する。 **副作用:**低カリウム血症や吐き気、立ちくらみがする場合がある。	●トリクロルメチアジド（フルイトラン） ●インダパミド（ナトリックス、テナキシル） ●トリパミド（ノルモナール） ●メフルシド（バイカロンなど）

治療薬③

血糖値を下げて腎臓を守る糖尿病治療薬

血糖値をコントロールすることで進行を管理できる

糖尿病性腎症(↓P62)は、糖尿病で血糖管理の不良な状態が長期間続くと発症することが多い病気です。

患者数が多く、しかも悪化させて、透析《とうせき》療法(↓P110)を受けるケースも増えています。

このような腎障害を防ぐには、糖尿病の管理がきわめて重要になります。何より血糖コントロールを適切に行い、腎臓の負担を減らすことが必要です。

そもそも糖尿病とは血液中のブドウ糖が増えすぎて、血糖値が高い状態が持続する病気です。

血糖は、すい臓から分泌されるインスリンというホルモンによってコントロールされていますが、何らかの原因でインスリンの分泌が悪くなり、働きが低下すると血糖値が高くなります。

食事療法と合わせて薬を服用する

血糖をコントロールするには、食事療法や生活改善をします。

それでも薬物療法が必要になった場合は、経口糖尿病治療薬の「SGLT2阻害《そがい》薬」「DPP-4阻害薬」や「α-グルコシダーゼ阻害薬」「スルホニル尿素（SU）薬」「速効型インスリン分泌促進薬」などがよく使われます(↓左表)。

経口糖尿病治療薬は、まず1種類の薬から始めます。

食事療法などと併せて服用し、それでも血糖コントロールがむずかしい場合は、ほかの種類の薬を足したり、インスリン療法が追加されます。

ただし慢性腎臓病のステージがG4以降になると、ビグアナイド薬やスルホニル尿素薬、DPP-4阻害薬の一部などで使用できない薬があります。

腎臓病で使われる主な糖尿病治療薬

種類	特徴&副作用	一般名　(　)内は商品名
ビグアナイド薬	特徴:肝臓や筋肉からのブドウ糖の放出を抑えて、インスリンを分泌させずに血糖値の上昇を抑える。 副作用:脱水症状、意識障害などが起こる場合がある。ステージG4以降は禁忌。	●メトホルミン塩酸塩 (メトグルコ、グリコランなど)
α-グルコシダーゼ阻害薬	特徴:糖質の分解・吸収を遅らせて、食後の血糖値の上昇を抑える。 副作用:腹痛、腹部膨満感、おならの増加、下痢や便秘など。	●ボグリボース(ベイスンなど) ●アカルボース(グルコバイなど) ●ミグリトール(セイブル)
DPP-4阻害薬	特徴:インスリンの分泌を促すインクレチンというホルモンの働きを助ける。 副作用:便秘、腹部膨満感など。スルホニル尿素薬と一緒に服用すると低血糖になることも。 ステージG4以降は禁忌のものも。	●シタグリプチンリン酸塩水和物 (ジャヌビア、グラクティブ) ●ビルダグリプチン(エクア) ●アログリプチン(ネシーナ) ●リナグリプチン(トラゼンタ) ●テネリグリプチン(テネリア) ●アナグリプチン(スイニー)など
スルホニル尿素(SU)薬	特徴:インスリンを分泌するすい臓のβ細胞に作用して、インスリンの分泌を促す。 副作用:低血糖や、体重が増えることもある。ステージG4以降は禁忌。	●グリクラジド (グリミクロンなど) ●グリベンクラミド (オイグルコン、ダオニールなど) ●グリメピリド(アマリールなど)
速効型インスリン分泌促進薬	特徴:インスリンの分泌を促進する。食後の高血糖がみられる人向け。 副作用:低血糖になったり、肝障害が起こることがある。	●ナテグリニド (ファスティック、スターシスなど) ●ミチグリニドカルシウム水和物 (グルファスト) ●レパグリニド(シュアポスト)
SGLT2阻害薬	特徴:小腸でのブドウ糖吸収に影響することなく、腎臓におけるブドウ糖の再吸収を抑える。 副作用:低血糖や腎盂《う》腎炎、脱水に注意する。	●イプラグリフロジンL-プロリン (スーグラ) ●ダパグリフロジンプロピレングリコール(フォシーガ) ●ルセオグリフロジン(ルセフィ) ●トホグリフロジン(デベルザ、アプルウェイ) ●カナグリフロジン(カナグル) ●エンパグリフロジン(ジャディアンス)

治療薬4 コレステロール値を管理して腎臓を守る脂質異常症治療薬

たんぱく尿と腎臓の機能低下を抑える

脂質異常症とは、血液中に含まれている脂質の量が増えすぎたり、逆に少なくなったりする病気です。脂質異常症があると、血管壁にコレステロールが入り込み、コブをつくって壁を内側から押し上げるため、血管の内腔《ないくう》が狭くなり、血流が悪くなります。これは動脈硬化のひとつで、この状態が進んでさらに血流が悪くなると、腎臓の働きにも影響が現われます。

また、血液中の大量のコレステロールで、血液が粘りけを帯びて流れにくくなります。すると血栓《けっせん》ができやすくなり、腎臓の糸球体《しきゅうたい》の濾《ろ》過《か》機能が低下する恐れがあります。

治療によく用いられるのは、HMG-CoA還元酵素阻害薬（スタチン）や陰イオン交換樹脂（レジン）、プロブコールなどで（↓左表）、どれも総コレステロールやLDLコレステロール、中性脂肪の値を下げる働きがあります。

先生、教えて！

何種類もの薬をのんだら腎臓の負担になりませんか？

確かに腎臓は薬の影響を受けやすい臓器です。腎臓は血流がとても多く、薬の成分の排泄にも関わっています。腎臓内の濃縮された尿のなかには、高濃度の薬の成分や代謝物が混じっているので、その影響を受けて副作用が起こることも少なくありません。腎臓病の治療は長期間に及び、病状によっては何種類もの薬が必要な場合もあるので、副作用が起こりやすい状態なのも事実です。

そのため、腎機能が低下している患者さんには、最初は様子をみながら薬を少量ずつ使ったり、できるだけ腎臓への負担が軽いものを優先的に使うことになっています。患者さんの側でも異常を感じたら、すぐに医師に相談するように心がけてください。それによって重大な副作用を防ぐことができます。

腎臓病で使われる主な脂質異常症治療薬

種類	特徴&副作用	一般名　（　）内は商品名
HMG-CoA還元酵素阻害薬（スタチン）	特徴:肝臓でのコレステロール合成を抑え、総コレステロールやLDLコレステロールを強力に下げる。 副作用:肝障害や横紋筋融解症《おうもんきんゆうかい》が起こる場合がある。	●プラバスタチン（メバロチンなど） ●シンバスタチン（リポバスなど） ●フルバスタチン（ローコールなど） ●アトルバスタチン（リピトールなど） ●ピタバスタチン（リバロなど） ●ロスバスタチン（クレストールなど）
フィブラート系	特徴:中性脂肪を強力に下げる働きがある。 副作用:血清クレアチニンが2㎎/dL以上は禁忌。	●クリノフィブラート（リポクリン） ●ベザフィブラート（ベザトール） ●フェノフィブラート（リピディル）
小腸コレステロールトランスポーター阻害薬	特徴:総コレステロールやLDLコレステロールを下げる。 副作用:腸閉塞や便秘、胃・腹部膨満感などがある。	●エゼチミブ（ゼチーアなど）
陰イオン交換樹脂（レジン）	特徴:総コレステロールやLDLコレステロールを下げる。 副作用:便秘や腹部膨満感、腹痛、嘔吐《おうと》がある場合がある。	●コレスチラミン（クエストラン） ●コレスチミド（コレバイン）
プロブコール	特徴:総コレステロールやLDLコレステロールを低下させる。強力な抗酸化作用がある。 副作用:心電図でQT延長による不整脈、失神、発疹、かゆみ、貧血などが起こることがある。	●プロブコール （シンレスタール、ロレルコなど）
ニコチン酸系	特徴:中性脂肪を低下させる。 副作用:顔が赤くなる、熱っぽくなる、消化器系が弱くなることがある。	●ニコチン酸トコフェロール （ユベラNなど）
そのほか	特徴:中性脂肪を低下させる。 副作用:肝障害や黄疸、かゆみなどが起こることがある。	●イコサペント酸エチル（EPA） （エパデールなど）

治療薬⑤

炎症を鎮めるステロイド薬・免疫抑制薬

腎臓の炎症を強力に鎮めるステロイド薬

副腎皮質ステロイド薬は、一部の腎臓病の原因に直接作用する薬です。

糸球体《しきゅうたい》腎炎では、過剰に反応する免疫システムによって炎症が起こっていると考えられています。この過剰な免疫システムの反応によって、体内で炎症を起こす物質がつくられてしまうのですが、ステロイド薬にはこれを抑える効果があります。このような働きがあることから、腎臓病以外に関節リウマチや全身性エリテマトーデスなどの膠原《こうげん》病、気管支ぜんそく、アレルギー性皮膚炎など、免疫システムが関係した病気の治療に幅広く用いられています。

ステロイド薬の炎症を鎮める働きは強力で、非常によく効くのですが、その一方で副作用(↓左表)も起こりやすくなっています。

腎臓病の治療でステロイド薬を使うときは、最初の1～2か月間は大量に用いますが、その後は徐々に薬の量を減らしていくようにします。病状が重い場合はパルス療法といって、点滴で短期間に集中投与し、その後内服薬に切り替えていく方法もあります。

いずれにしても、ステロイド薬の内服薬は長期間服用することになるので、副作用が出やすくなります。だからといって、勝手に服用をやめたり、投与量を変更するとかえって危険なので、必ず医師の指示を受けてください。定期的に検査を受けて、副作用の発現には十分に注意しながら使えば、過剰に心配する必要はありません。

免疫の司令塔を抑え込む免疫抑制薬

ステロイド薬だけでは効果が十分でないときや、効き目がないときには免疫抑制薬を使います。**免**

疫システムの司令塔的な役割をするリンパ球の働きを抑えて、炎症を鎮める働きがあります。ステロイド薬が効きにくいネフローゼ症候群（↓P76）、膜性腎症、ループス腎炎（↓P72）に用いられます。また、腎移植後の拒絶反応予防のためにも用いられます。

薬の効果が現われるまでに3週間程度、あるいはもっと時間がかかることがあります。すぐに効果がないからといって、服用を勝手に中止しないようにしてください。

副作用は少ないのですが、免疫システムを抑えるので、感染症にかかりやすくなったり、貧血や出血しやすくなることがあります。医師の指示を守り、定期的な診療・検査を受け、適切な対応ができるようにしましょう。

腎臓病で用いられる主なステロイド薬・免疫抑制薬

種類	特徴&副作用	一般名　（　）内は商品名
副腎皮質ステロイド薬	**特徴:**抗炎症作用、免疫抑制作用があり、炎症を鎮める効果が高い。 **副作用:**感染症にかかりやすくなる。消化性潰瘍、糖尿病などにも注意が必要。顔がパンパンになる満月様顔貌（ムーンフェイス）がみられることもある。	●プレドニゾロン （プレドニゾロン、プレドニン） ●メチルプレドニゾロン （メドロール） ●デキサメタゾン （デカドロンなど） ●コルチゾン酢酸エステル （コートン） ●ヒドロコルチゾン （コートリル） ●ベタメタゾン （リンデロンなど）
免疫抑制薬	**特徴:**リンパ球などに作用して免疫システムを抑えて炎症を鎮める。ステロイド薬が有効でないとき、またステロイド薬の副作用があるときによく用いられる。 **副作用:**白血球の減少により感染症にかかりやすくなったり、血小板減少による出血傾向、貧血が起こることがある。	●アザチオプリン （イムラン、アザニン） ●ミゾリビン （ブレディニンなど） ●ミコフェノール酸モフェチル （セルセプトなど） ●シクロスポリン （ネオーラルなど） ●タクロリムス水和物 （プログラフ、グラセプターなど）

治療薬❻

細菌感染を治す抗生物質・抗菌薬

腎臓病のなかには腎盂《う》腎炎など、細菌感染が原因で起こるものや免疫抑制薬による治療のため、細菌などへの抵抗力が落ちて、感染症にかかりやすくなる場合があります。このとき治療に使われるのが抗生物質と抗菌薬です。どちらも**細菌の細胞膜を破壊して死滅させたり、発育・繁殖を抑え**ます。このタイプの薬には多くの種類があり、病気の原因となった細菌に適したものを選びます。薬が効かなくなる耐性菌をつくらないことが大切です。

そのためには勝手に薬の服用をやめず、指示された量や回数を守りましょう。

腎臓病で用いられる主な抗生物質・抗菌薬

種類		特徴&副作用	一般名　(　)内は商品名
抗生物質	ペニシリン系	特徴:細胞のいちばん外側にある細胞膜を破壊して、細菌を殺して排除する。比較的多種類の細菌に有効。 副作用:まれに過敏症状(アレルギー)があり、発疹やじんましん、のどの渇きやめまいなどが起こることがある。	●アモキシシリン水和物(サワシリン、パセトシンなど) ●アンピシリン・クロキサシリン配合(ビクシリンSなど) ●スルタミシリントシル酸塩水和物(ユナシンなど)
	セフェム系		●セファクロル(ケフラールなど) ●セファレキシン(ケフレックスなど) ●セフカペン ピボキシル塩酸塩水和物(フロモックスなど) ●セフジトレン ピボキシル(メイアクトなど) ●セフジニル(セフゾンなど) ●セフポドキシムプロキセチル(バナンなど)
抗菌薬	ニューキノロン系	特徴:細菌の増殖に必要な核酸の合成を抑えて、排除する。 副作用:まれにけいれんが起こることがある。解熱鎮痛薬とののみあわせにも注意が必要。	●メシル酸ガレノキサシン水和物(ジェニナック) ●シタフロキサシン水和物(グレースビット) ●シプロフロキサシン(シプロキサンなど) ●トスフロキサシントシル酸塩水和物(オゼックス、トスキサシン) ●プルリフロキサシン(スオード) ●モキシフロキサシン塩酸塩(アベロックス) ●レボフロキサシン水和物(クラビットなど)

手術が必要になることもある

扁桃炎が関係する場合は扁桃を摘出する

ほとんどの腎臓病は薬物療法、食事療法、生活指導・管理の3本立てで治療を進めていきますが、なかには手術による治療が行われることもあります。

それがIgA《アイジーエー》腎症（→P58）です。主な原因は、のどの扁桃《へんとう》が細菌やウイルスに感染し、それに対する免疫反応でつくられた免疫複合体や凝集《ぎょうしゅう》変性IgAが腎臓の糸球体《しきゅうたい》にとりつくことによる場合があるためです。そのため、原因となる扁桃を手術で摘出するのです。

のどにはもともと、咽頭《いんとう》扁桃、口蓋《こうがい》扁桃、耳管《じかん》扁桃などのリンパ組織があります。特に扁桃炎の病巣となる口蓋扁桃には表面に小さな孔《あな》があり、深部まで管状になっています。

この口蓋扁桃が細菌やウイルスをとりこんで、リンパ球の働きによって免疫を獲得するしくみになっています。

つまり口蓋扁桃があるとIgA腎症の原因となる免疫複合体などをどんどんつくり、腎臓の障害が進行する可能性があるのです。

そこで、これを手術で摘出します。風邪の後に血尿やたんぱく尿が悪化するようなことを繰り返す人には、いい適応になります。扁桃摘出をすることで**たんぱく尿や血尿が改善される**こともあります。

慢性腎不全の場合は腎移植という選択肢も

腎機能が著しく低下した慢性腎不全では、生命を維持するために透析《とうせき》療法（→P110）を続けていくことになります。

しかし透析療法は失われた腎臓の機能を代替する治療法で、腎臓が健康な状態に戻るわけではありません。そこで考えられるのが、腎移植という選択肢です。

腎移植は健康な腎臓を提供してもらい、それを手術により移植する治療法です。

現在日本で行われている腎移植には、腎臓の提供者（ドナー）によって2つのタイプがあります。

ひとつは**血縁者から腎臓を提供してもらう「生体腎移植」**、もうひとつは**亡くなった人の腎臓を提供してもらう「死体腎移植」**です。血縁者とは、両親やきょうだい、子供など6親等以内の血縁者、または配偶者と3親等以内の姻族を指します。

腎移植では、病気の腎臓をそっくり取り出して置き換えるのではなく、元の腎臓よりやや下の位置に新たに腎臓を移植します。元の腎臓は、残しておくことで体に害を及ぼす可能性がなければ、その

腎移植の方法は2つある

❶**生体腎移植**……親子やきょうだいなどの健康な血縁者から、片方の腎臓を提供してもらう方法。

❷**死体腎移植**……亡くなった人の腎臓を提供してもらう方法。

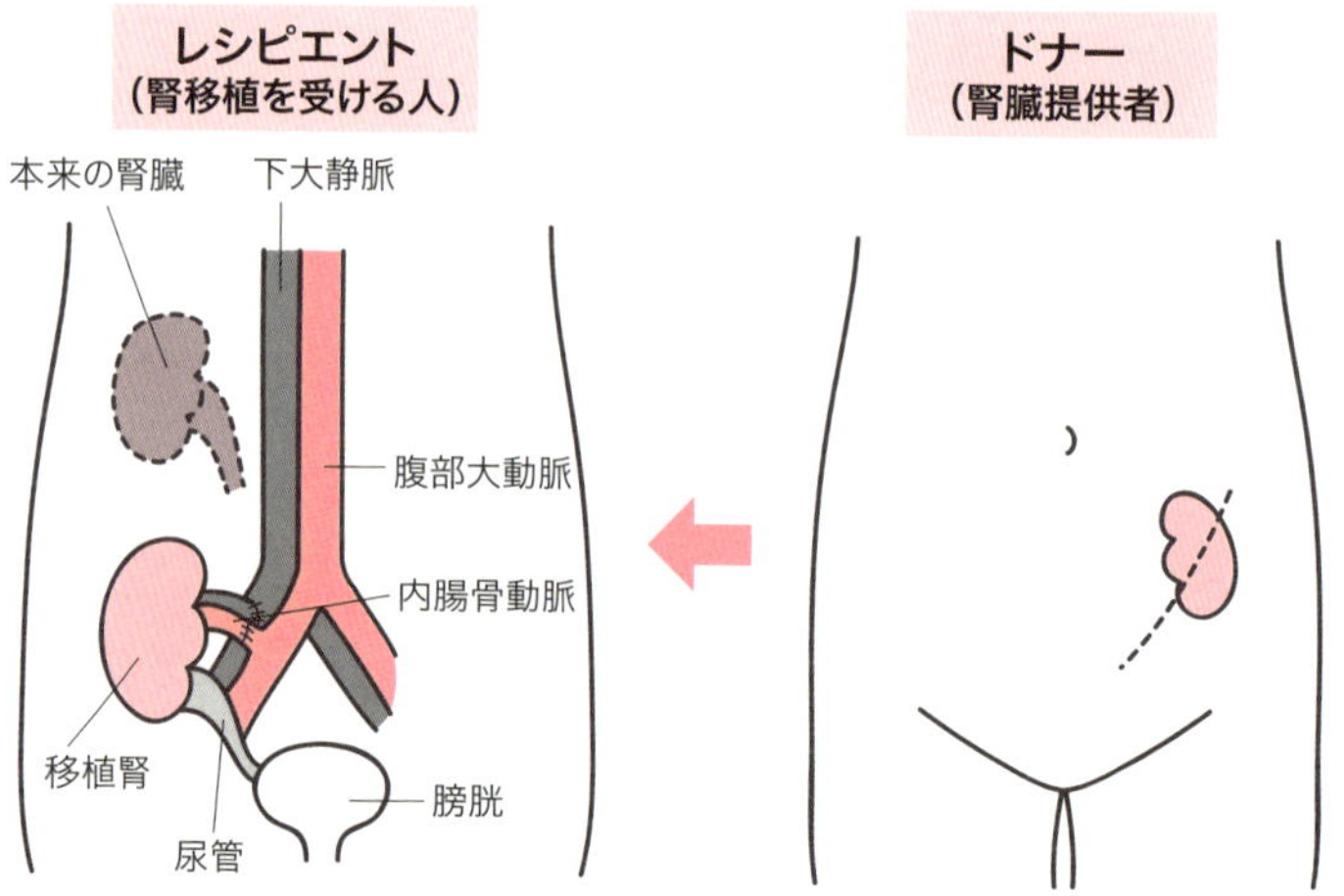

提供された腎臓は、元の位置より下に移植する。安全に手術ができることと、膀胱に近いため。また、術後に皮膚の上から触診ができるので、移植後の管理がしやすい。

下腹部を切開して、または、腹腔鏡を使って数か所小さい孔をあけて腎臓を摘出する。

ままにします。

移植手術では、提供された腎臓の腎静脈を外腸骨《がいちょうこつ》静脈と、腎動脈を内腸骨動脈と、それぞれつなぎます。そして、尿管から尿が出始めたのを確認してから、最後に膀《ぼう》胱《こう》と尿管をつなぎます。

腎移植を受けるにはいくつかの条件がある

腎移植を受けるには、**腎臓を提供する人と受ける人の間で拒絶反応が起きないこと**が大切です。

従来は、ＡＢＯの血液型が同じでないと移植はできませんでした。しかし、最近では、治療法の進歩により、血液型が異なっても腎移植は可能になりました。

もうひとつの条件は、ＨＬＡ抗原（組織適合抗原）です。これは遺伝子の型を指し、白血球に含まれる抗原のことで、拒絶反応の原因となる物質です。１人１人違う型をもっているため、型が適合しているかどうかを調べます。ＨＬＡ抗原が完全に一致していることが理想的で、移植後の腎臓が順調に機能する確率も高くなります。

しかし現在では免疫抑制薬があるので、完全一致でなくても移植は可能です。

とはいえ、適合する健康な腎臓の提供を受けることのむずかしさや、術後の管理のむずかしさなどがあるため、誰でも受けられる治療とはまだいえません。

腎臓結石では手術する

腎臓や尿路にできる結石は、石を取り除くことが治療の目的となります。結石の直径が1㎝以下で、自然に出てくる可能性があれば、薬物療法と多めの水分摂取で様子をみることがあります。しかし、結石が大きければ治療が必要です。

結石を取り除くには3つの方法があります。

ひとつは体外衝撃波砕石《さいせき》術（ESWL）です。体の外側から結石に衝撃波を当てて小さく砕く方法で、砕かれた結石は尿と一緒に排泄されます。しかし、砕かれた結石が尿路をふさいでしまうこともあります。その場合は内視鏡を使って結石を取り出します。

そのほかには、尿道から内視鏡を挿入して取り除く経皮《けいひ》的尿管破石《はせき》術（TUL）という方法と、経皮的腎砕石術（PNL）という方法があります。

腎臓の働きを代行する透析療法

腎不全による尿毒症や心不全を防ぐ治療法

腎臓病が進行し、腎機能が著しく低下して回復がむずかしくなると、血液を濾過《ろか》したり、尿をつくる働きがうまく機能しなくなり、体内に老廃物がたまります。これによって尿毒《にょうどく》症を招くと昏睡《こんすい》が起こったり、心不全になることもあり、命に関わります。そこで、**腎臓に代わって血液を浄化する治療**が必要になります。それが透析《とうせき》療法です。透析療法はあくまで**腎臓の機能を代行**するだけで、腎機能が回復することはありません。一

腎臓の代わりをするものが必要

ついには尿毒症や心不全を招く

慢性腎不全の末期になると、やがて腎機能が完全に失われる。尿毒症を招くと命に関わることもあるので、その限界に達する前に透析療法を開始する必要がある。

老廃物の多い血液や水分がたまる

慢性腎不全になり、腎機能が低下すると、体内に余分な水分や老廃物がたまりやすくなってくる。

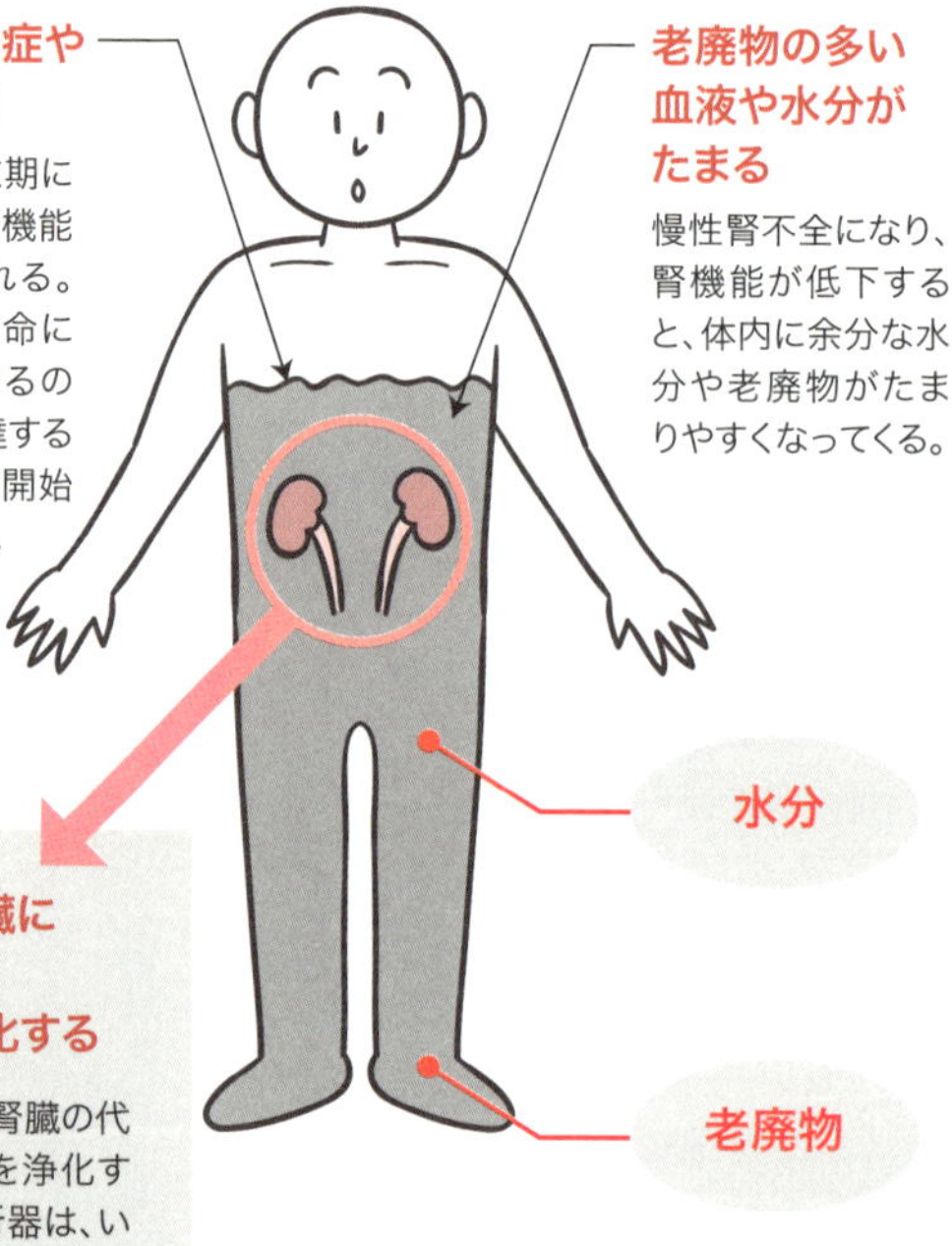

弱った腎臓に代わって血液を浄化する

透析療法は腎臓の代わりに血液を浄化する治療。透析器は、いわば腎臓の代役。

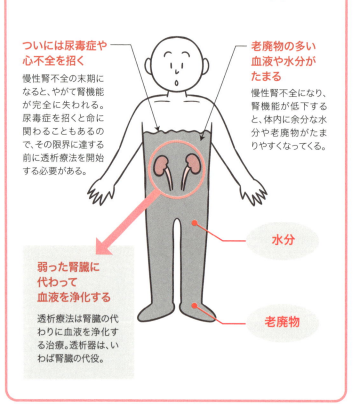

度透析療法を始めたら、腎移植を受けない限り、生涯続けていくことになります。

現在日本では、透析療法を受けている患者さんは30万人を超え、しかも毎年約3万人ずつ、新たに開始する人が増えているといわれています（2017年4月現在）。

では、腎臓がどのような状態になったら透析療法を開始しなければならないのでしょうか。

透析療法を始めるタイミングを逃さない

慢性腎不全になったからといって、すぐに透析療法を始めるわけではありません。腎機能がかなり低下しても、腎不全の症状が出ないで長く管理できるほうが、透析を始めてからも予後がいいといわれています。そんな中で、医師が必要と認めた場合に、透析療法を開始します。さまざまな内科的治療をしても、透析療法を行わない限り、尿毒症による症状をとることができないと判断されたときです。このような適切なタイミングで始めることが重要です。医師から透析療法を開始するように言われたら、前向きに検討しましょう。

透析療法導入の目安

●腎不全の症状

体液貯留	むくみ、胸水《きょうすい》、腹水、心《しん》外膜《がいまく》液貯留、肺水腫《はいすいしゅ》
体液異常	高度の低ナトリウム血症、高カリウム血症、低カルシウム血症、高リン血症、代謝性アシドーシス
消化器症状	食欲不振、悪心《おしん》・嘔吐《おうと》、下痢
循環器症状	心不全、不整脈
神経症状	**中枢神経障害：** 意識障害、不随意運動、睡眠障害 **末梢神経障害：** かゆみ、しびれ
血液異常	高度の腎性貧血、出血傾向
視力障害	視力低下、網膜出血症状、網膜剥離《はくり》症状

●腎機能

GFR	15mL／分未満

●日常生活の活動度低下

家庭生活	家事、食事、入浴、排泄、外出の支障
社会生活	通勤・通学、通院の支障

透析療法は始める前の準備が大切

透析療法を始めるにあたり、医師から透析や開始後の生活についての説明があるので、納得するまで話を聞いて、疑問点や不安などを解消しておきましょう。

仕事や家庭生活にも影響が及ぶことになるので、家族も一緒に話を聞いてサポートする態勢を整えることが大切です。

透析療法には2つの方法がある

透析療法には**透析器を用いる「血液透析」**と、**自分の腹膜《ふくまく》を使って行う「腹膜透析」**という方法があります。どちらの方法を選択するかについては、医師とよく相談しましょう。腹膜透析はだれでも行える方法ではないので、十分に検討することが大切です。

最もよく行われているのは、血液透析です。**患者さんの腕の血管から体外へ血液を導き出して、透析器で老廃物などを除去。浄化した血液を再び体内に戻す**方法です。血液透析を行う場合は、事前に腕にシャント（↓下図）をつくる手術をしておきます。

血液を体外に導き出して再び戻すためには、血液の出入り口をつくる必要があります。シャントとは、この出入口になる部分のことです。手首に近い静脈と動脈をつないで血流量を増やし、透析をスムーズに行えるようにします。

腹膜透析では、**腹膜内に透析液を注入します。腹膜を透析膜として利用し、血液と透析液との濃度差により老廃物や水分を透析液側に取り除きます。透析終了後、透析液は体外へ排出**（↓P115図）。注入、排出をスムーズに行うためには、おなかにカテーテルを挿入する必要があります。

腕にシャントをつくる

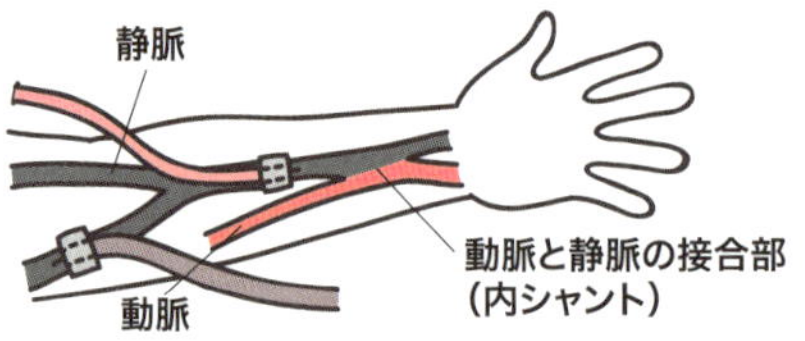

手首の、脈が触れるあたりにある静脈と動脈を手術でつなぎ、動脈の血液が静脈に流れるようにする。静脈が太くなるので血流が増え、透析器に効果的に血液を送り込めるようになる。静脈が十分に太くなるには、術後1週間から10日間ほどかかる。

血液透析は週3回、1回約4時間が目安

一般に、血液透析は**週に3回、1回あたり4〜5時間ほど行うのが目安**です。患者さんによって個人差があるので、十分な透析量が得られるように調節します。

透析量とは、血液中の尿素窒素《にょうそちっそ》の除去率のことで、老廃物がどれくらい取り除かれたかの目安になります。透析量が高いほど、よく取り除かれていると判断できます。

透析量は、透析の回数や1回あたりの時間、透析器（ダイアライザー）の種類、血液流量、透析液流量によって決まります。透析量は、患者さんの病状や体調によっても変わることを知っておいてください。

透析療法を開始すると腎機能がさらに低下するので、尿量が減少してきます。すると、余分な水分がたまりやすくなるので、体液コントロールが悪くなると、透析の時間を延長したり、回数を増やすことになります。透析開始後も、十分な体調管理が必要です。

血液透析は機械を使って行う

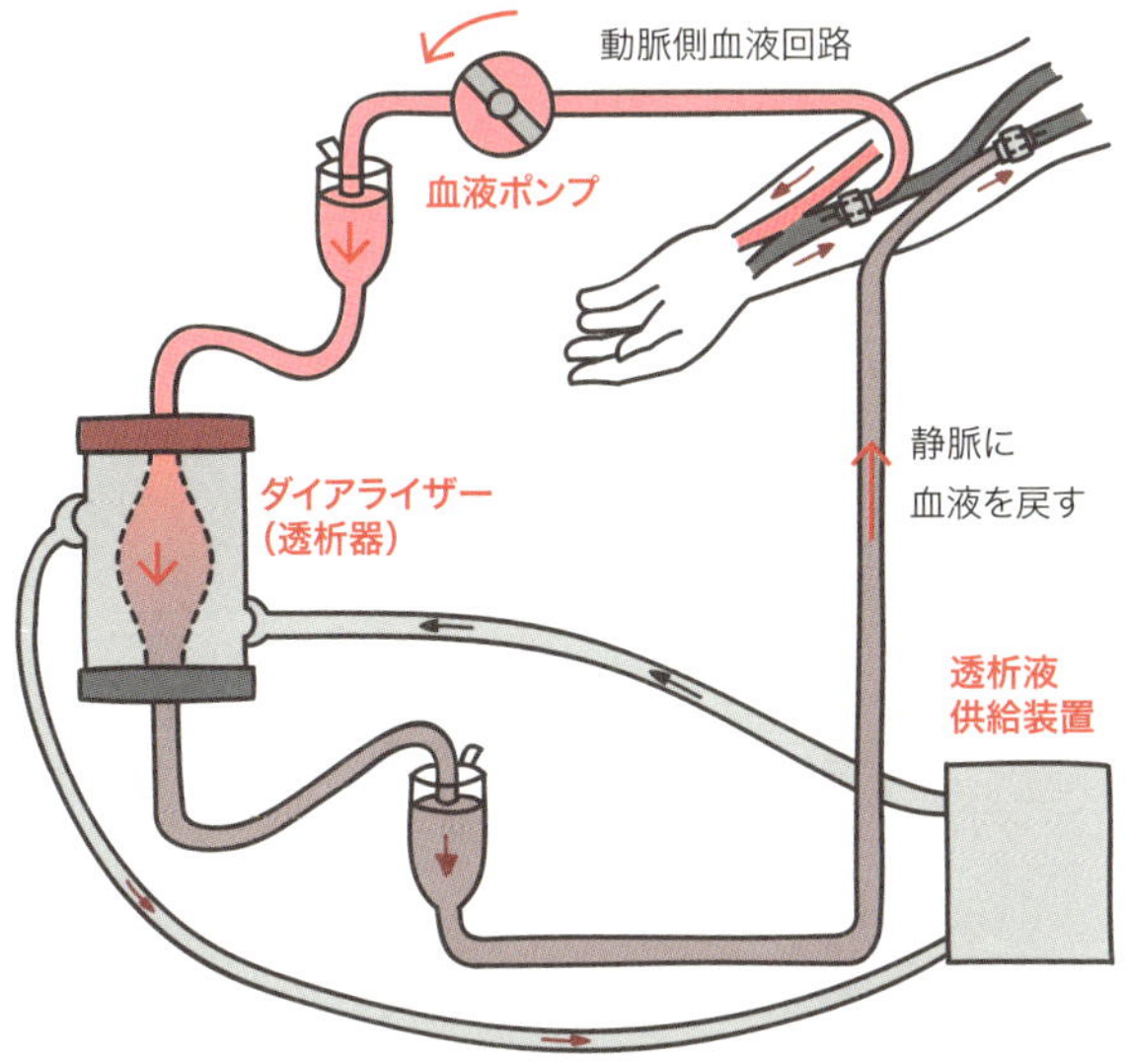

患者さんから血液を抜き、ダイアライザーで老廃物を除去する。ダイアライザーの内部には非常に細い管が数千から数万本あり、その内側を上から下に血液が流れ、外側を下から上に透析液が流れるしくみ。透析液の成分にはナトリウムやカリウム、カルシウムなどの電解質とアルカリ剤が含まれており、透析液供給装置から送られる。

シャントの感染や出血には十分注意する

血液透析を続けていくには、いくつかの注意点があります。

そのひとつがシャントの管理です。シャントを長持ちさせるには、下表のような点に注意します。特に、シャントの詰まりや感染、出血が起こったときには、すぐに病院で治療してください。

透析中に起こる合併症対策も重要

血液透析中に起こる合併症には、透析を始めた初期に出やすいものと、期間が長くなると現われるものがあります。

開始したばかりのときは体が慣れていないので、透析の最中に次のような症状が出ることがよくあります。

●穿刺部痛《せんし》　穿刺針が正しく固定されていないときや、血管の収縮、狭窄、血管炎や内出血が原因です。

●頭痛やだるさ　透析中や透析直後に起こります。急激に血液中の老廃物が取り除かれることが原因で、時間がたつと治ります。

●低血圧　あくびや吐き気、脱力感、意識障害や冷や汗などの症状が出ます。

●筋肉のけいれん　急激に体内の水分が失われたときに起こりやすくなります。

こうした症状が出たら、すぐに

シャント管理のポイント

ポイント1　血流をよくする

シャントをつくる手術を受けたら、手でボールをにぎるなどの運動で、血流をよくする。

ポイント2　詰まりを防ぐ

シャントがある部分を圧迫しない。きつい腕時計をはめたり、強く押したりしない。血圧測定はシャントがないほうの腕で行う。

ポイント3　流れを確認する

朝晩2回、シャント部に耳を当てて、血液が流れるざーざーという音や、細かい振動を確認する習慣をつける。

ポイント4　感染予防

つねに皮膚を清潔に保つ。シャントをかいたりしない。透析を受けた日はシャント側の腕を濡らさない。

ポイント5　出血の手当

シャント部や周辺にケガをすると、大出血になる可能性がある。止血して、すぐに病院で手当てを受ける。

手当てしてもらいます。

透析療法の期間が長くなると現われる合併症もあります。そのひとつが骨関節障害です。腎不全の人はカルシウム、リン、副甲状腺ホルモンのバランスを崩し、さらに活性型ビタミンDの調節もできないため、骨関節障害を来しやすいので、特にリンのコントロールに気をつけてください。

もうひとつが、かゆみです。透析中や透析後、就寝時にかゆくなるようです。医師に相談しましょう。

腹膜透析は家庭で行える

腹膜透析は、連続携行式腹膜透析（CAPD）と呼ばれています。

CAPDのメリットは、**家庭や職場で行えるうえに、通院が月1～数回**で済む点と、毎日血液の浄化を行えるので体への負担も軽くなる点です。

体液のバランスが保たれ、循環器への負担も軽いため、透析直後に起こりやすい頭痛や血圧低下などの症状もありません。食事制限も血液透析よりも緩やかです。

1回30～45分程度を1日4回行う、あるいは4回の交換を機械で就寝中に自動的に施行する以外は自由に生活することができます。

そのため、子供はもちろんのこと、社会復帰をしたい人や、通院が負担になる高齢者にはよい方法といえます。

腹膜透析はおなかにカテーテルを通す

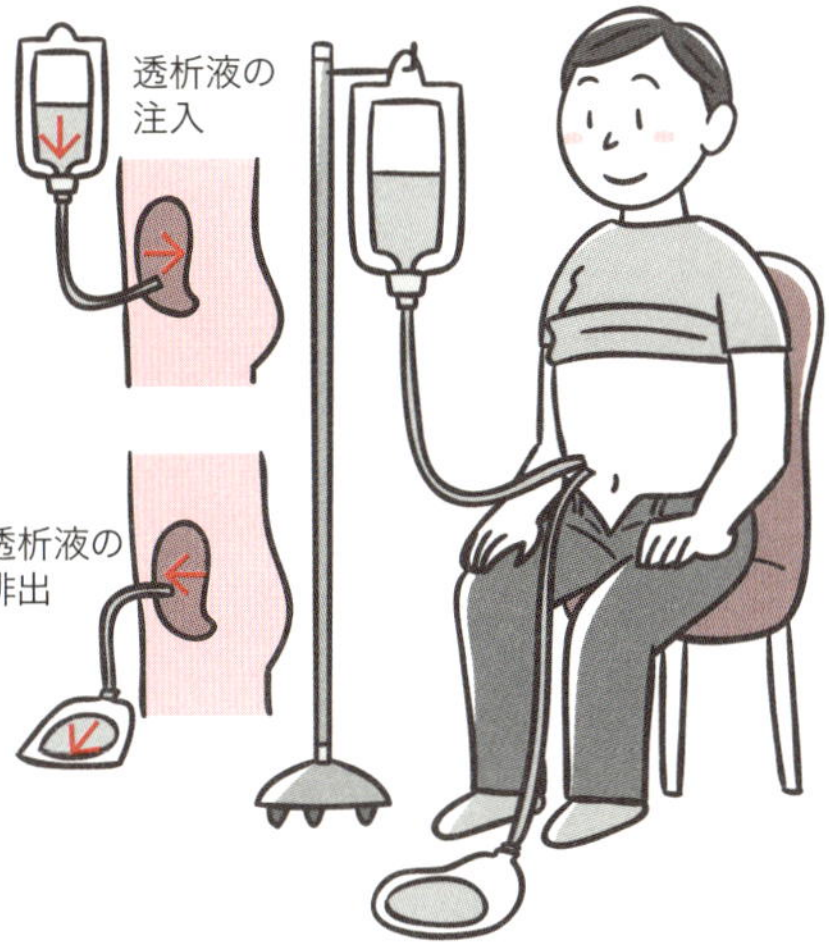

自分のおなかの腹膜を利用して透析を行う。カテーテルで透析液を注入し、腹膜で老廃物や水分を取り除き、透析液を排出する。1日4回、1回あたり30～45分程度かかる以外は自由に生活できる。

透析療法を行っても食事療法は必須

透析療法を始めたら、食事療法は必要ないと思うかもしれませんが、透析には正常な腎臓の約10分の1程度の働きしかありません。ですから、下表を参考に**食事療法を続けることが重要**です。また、摂取する水分量にも注意が必要です。体重を測ることでむくみの程度を把握することはできますが、より正確に知るには、ドライウエイトを目安にします。ドライウエイトとは、むくみがなく、血圧も安定していて、体調がよいときの体重のこと。毎回の透析後の体重の変化はドライウエイトの5％以内がベストな状態です。それに合わせて水分をとるようにします。

先生、教えて！

透析療法は高額な費用がかかると聞き、心配です……

透析療法の費用は個人差があり、1か月に40〜60万円ともいわれます。

しかし、透析療法を受けている患者さんには、医療費を給付したり、助成する制度があり、これらを利用すれば負担を抑えることができます。

「高額療養費支給の特例」がそのひとつです。国民健康保険や公的な医療保険などに加入していれば利用できます。保険の担当窓口で特定疾病療養受領証の手続きをし、この受領証を提示すれば、医療機関への支払いは1か月1万円で済みます。

病院のソーシャルワーカーに相談してみるとよいでしょう。

透析中の食事の注意点

水分
透析で大量の水分が取り除かれると、血圧低下や筋肉のけいれんが起こる。週4日の透析なら標準体重の3〜4%以内、週3日なら5%以内に抑える。

食塩（塩分）
とりすぎるとむくみやすい。血圧も上昇するので、1日5〜7g以内に制限する。

たんぱく質
透析によるアミノ酸の損失を補い、貧血予防のために良質のたんぱく質をとる。週3日の透析なら、体重1kgあたり1〜1.2g、週2回なら1gが目安。

摂取エネルギー
摂取エネルギー不足は体力の低下、運動能力の低下を招き、寿命をちぢめる。体重1kgあたり30〜35kcalを目安にとる。

カリウム
血液検査でカリウム値が高いときは、生野菜やくだもの、いも類を抑えてカリウムをとりすぎないようにする。

リン
1日に700㎎以内。リンを制限するとたんぱく質不足になりやすいので、低リン食品を利用する。

第 5 章

食事と生活の注意で進行を抑える

腎臓病の治療には、食事療法と生活の改善も大切です。食事療法では塩分やたんぱく質の制限など、腎機能の状態にあわせて行います。そのうえで、腎臓に負担をかけないような生活改善を進めます。

食生活と生活習慣を見直す

腎臓病と診断されたら食事と生活を改善する

腎臓病の治療は、薬物療法と食事療法、生活改善の3本立てで行います。

腎臓病は、薬だけで治すことがとてもむずかしい病気です。もちろん、ある程度までは改善できますが、その状態を長く維持するには、食事と生活習慣の改善が欠かせないのです。なぜなら腎臓は、老廃物を排泄する臓器であり、食事で体内にとり入れた栄養成分と、日常生活における体の活動レベルから、とても影響を受けやすいからです。そのため、腎臓病と診断されたら、すぐに食事療法と生活改善を始めることが必要です。

食事療法と生活改善の内容は、現在の腎臓病のステージ（重症度分類）によって異なります（↓左表）。

ステージが初期の段階から改めなければならないのは、喫煙習慣と肥満です。禁煙を厳守し、BMI（↓P140）25未満を維持してください。また高血圧の人は塩分摂取を1日6g未満にしましょう。ステージが進行するにしたがって、減塩、たんぱく質摂取量とカリウム摂取量の制限など、制限するポイントが増えていきます。

今の生活状態をチェックする

- □ たばこを吸っている
- □ 健康診断で肥満と言われた
- □ お酒を毎日たくさん飲んでいる
- □ 濃い味つけのものが好き
- □ ついつい食べすぎてしまう
- □ 毎日残業続きだ
- □ 外食が多い
- □ あまり運動をしない

➡思い当たる項目が改善の対象に！

第5章 食事と生活の注意で進行を抑える

病状によって食事療法と生活改善のレベルが変わる

病期	食事の改善点	生活習慣の改善点
ステージ G1 (A2、A3)	●高血圧がある人は1日6g未満に減塩をする	●禁煙 ●BMI25未満 ●ウォーキングや水泳などを無理のない範囲で行う
ステージ G2 (A1、A2、A3)	●高血圧がある人は1日6g未満に減塩をする	●禁煙 ●BMI25未満 ●ウォーキングや水泳などを無理のない範囲で行う
ステージ G3a (A1、A2、A3)	●1日6g未満に減塩する ●たんぱく質摂取量を1日0.8～1.0g/kg*に制限する。摂取エネルギーは1日25～35kcal/kg*に制限する	●禁煙 ●BMI25未満 ●ウォーキングや水泳などを無理のない範囲で行う
ステージ G3b (A1、A2、A3)	●1日6g未満に減塩する ●たんぱく質摂取量を1日0.8～1.0g/kg*に制限する。摂取エネルギーは1日25～35kcal/kg*に制限する	●禁煙 ●BMI25未満 ●ウォーキングや水泳などを無理のない範囲で行う
ステージ G4 (A1、A2、A3)	●1日6g未満に減塩する ●たんぱく質摂取量を1日0.6～0.8g/kg*に制限する。摂取エネルギーは1日25～35kcal/kg*に制限する ●高カリウム血症があれば、カリウム制限を行う	●禁煙 ●BMI25未満 ●ウォーキングや水泳などを無理のない範囲で行う
ステージ G5 (A1、A2、A3)	●1日6g未満に減塩する ●たんぱく質摂取量を1日0.6～0.8g/kg*に制限する。摂取エネルギーは1日25～35kcal/kg*に制限する ●高カリウム血症があれば、カリウム制限を行う	●禁煙 ●BMI25未満 ●ウォーキングや水泳などを無理のない範囲で行う

※病期についてはP91参照。

（日本腎臓病学会編『CKD診療ガイド2012』より抜粋）

*kg＝標準体重の人の、体重1kgあたりの摂取量を指す。

腎臓を守るには食事療法が重要

食事療法なしでは治療は不可能

腎臓病の人の食事療法においては、病気のステージによって、いろいろな栄養素に目くばりしなければなりません。**食事内容に注意しないと、腎臓に負担をかけ続ける**ことになるからです。

腎臓病で気をつけなくてはいけないのは、**たんぱく質、塩分、摂取エネルギーの3点**です。はじめは計量や計算がたいへんで、負担に思うこともあるでしょう。食事療法を手助けする道具もあるので、活用しながら続けていきましょう。

食事療法をするうえで必要な道具

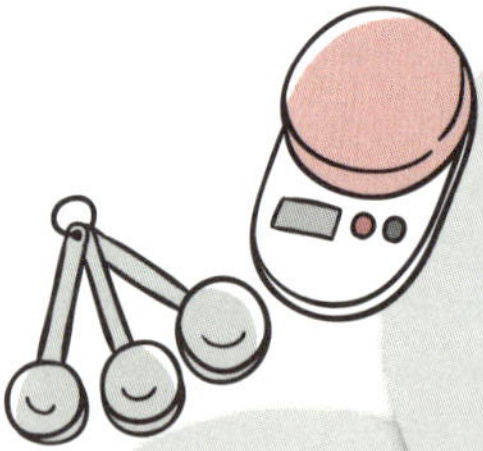

キッチンスケール／計量スプーン

調理の際には、食材や調味料などを正確に計る必要があり、揃えておきたい。小さじ1／10まで計れる微量スプーンセットを揃えておくと、便利。

食事記録ノート

朝昼晩の食事で何をどれだけ食べたか、栄養計算などを記録する。自己流でよいのでノートにつけておくと、同じ献立のときの参考になる。

食品成分表

日本食品標準成分表が各出版社から発売されている。国内で使用される食品の100gあたりの栄養成分含有量がわかる。これを見ながら栄養計算をする。

その他

- **電卓**……栄養計算には必須。
- **体重計**……毎日の体重管理やむくみを調べるために、あるといい。
- **治療用特殊食品**……腎臓病用にはエネルギー補給になるもの、塩分やたんぱく質、リンなどの含有量を抑えたものがある。

上手に食事療法を続けるポイント

1 医師や管理栄養士の指導を受ける

正しい知識で行う必要があるので、まずは医師や病院にいる管理栄養士の指導を受ける。

2 摂取エネルギーを知り、それを守る

適正なエネルギー補給が重要なので、自分の摂取エネルギーを知り、それを守る。

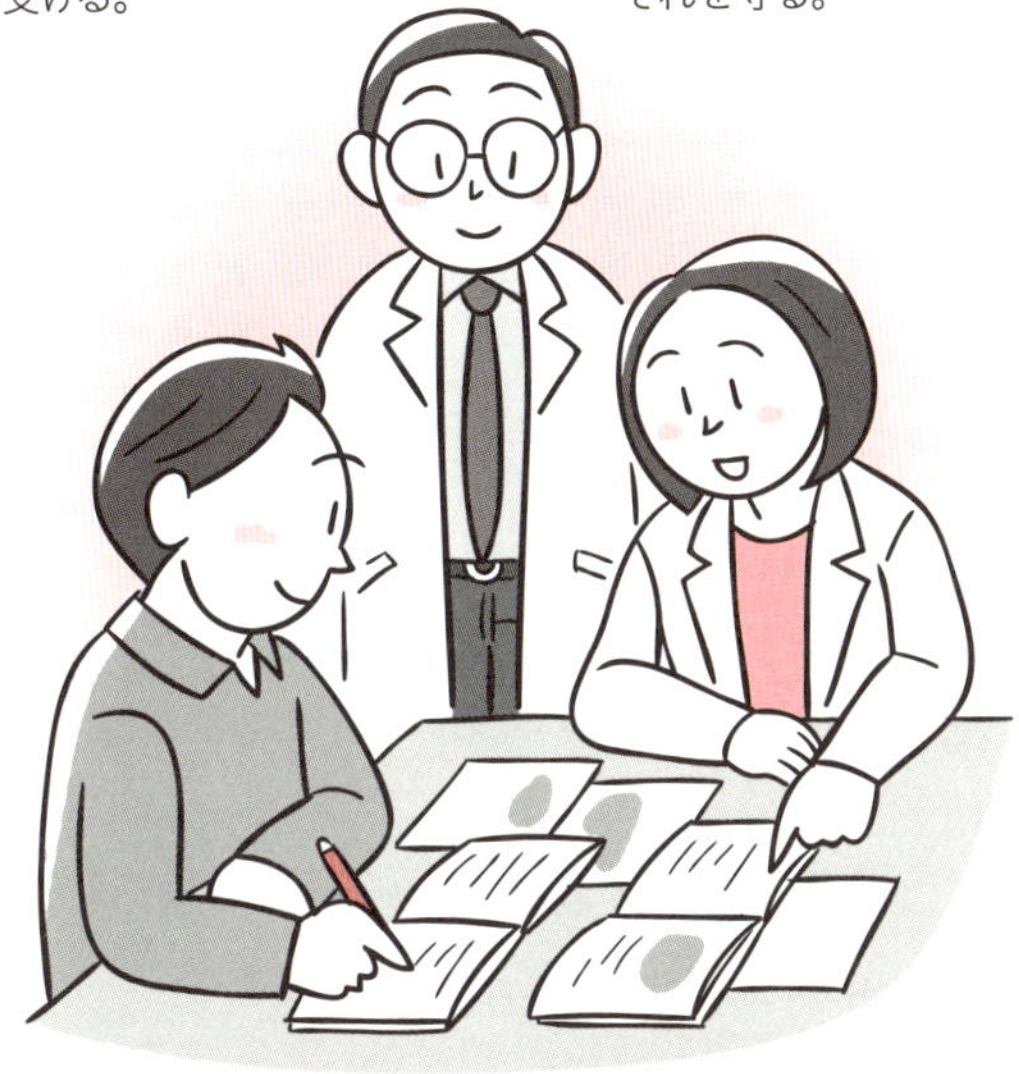

3 栄養成分について理解する

どの食材にはどの栄養成分が多く含まれているのかを学び、食品成分表で調べる習慣をつける。

4 塩分とたんぱく質などの制限を守る

塩分とたんぱく質の制限は、最も重要な項目のひとつ。正確に計算して守ることが大切。

5 食事の記録をつける

さまざまな制限を守るには、記録をつけることが大切。毎食後、必ず記録をつけるように習慣づける。

6 家族や周囲の協力を得て、長続きするコツをつかむ

おいしく食べられる調理法を工夫する。食事は毎日のことなので、自己流の楽しみをみつける。最近は、腎臓病用のレシピ本なども発売されているので、活用するのもよい。

摂取エネルギーは多くても少なくてもダメ

エネルギー不足は腎臓に負担をかける

腎臓病の食事療法では、ステージが進むと、たんぱく質の制限が必要になってきます。

人間の体にとって、たんぱく質、糖質、脂質が、エネルギー源となる三大栄養素です。そのため、たんぱく質を制限すると、体に必要なエネルギー量が確保できにくくなってしまいます。

人間の肉体は水分を除くと、大半がたんぱく質でできています。エネルギー不足になると、それを補うために、体内に蓄えられていたた

摂取エネルギーの目安

1日のエネルギー所要量(kcal) = 標準体重(kg) × 25〜35*(kcal)

標準体重 = 身長(m)×身長(m)×22

*軽い労働(デスクワーク中心、主婦)の人…25〜30kcal、ふつう(接客、立ち仕事など)の人…30〜35kcal、重労働(力仕事が多い)人…35kcal〜とする。肥満の人は標準体重1kgあたり20〜25kcalで計算する。

自分の1日のエネルギー所要量を調べてみよう

標準体重 □ kg = 身長 □ m × 身長 □ m ×22

1日のエネルギー所要量 □ kcal = 標準体重 □ kg × 25〜35kcal

んぱく質が消費されてしまいます。このとき、筋肉などの細胞が壊れて血液中に老廃物が大量に増えるため、腎臓にさらなる負担をかけてしまうことになります。

さらに、ただでさえ制限されている貴重なたんぱく質がエネルギー源として使われてしまうと、本来なら、体の基礎である細胞をつくるために必要な材料を、消費してしまうことにもなります。たんぱく質不足は筋肉減少、肌トラブル、精神的なトラブルなどを招きます。

そこで、腎臓病の食事療法では、**摂取エネルギーを過不足なく補給すること**が大切になります。

まずは、自分に適正な摂取エネルギー量を割り出し（→右図）、自分がどのくらいのエネルギーを

調理の工夫でエネルギーを増やす

同じ食材でも、調理法によって摂取エネルギーを増やすことができる。煮物よりフライや天ぷらに、ゆで卵より目玉焼きや卵焼きに、焼き魚は小麦粉をつけてムニエルにする、というように、油脂類を効果的に使うとよい。

油脂を使うと少量で効率よくエネルギーが増やせる

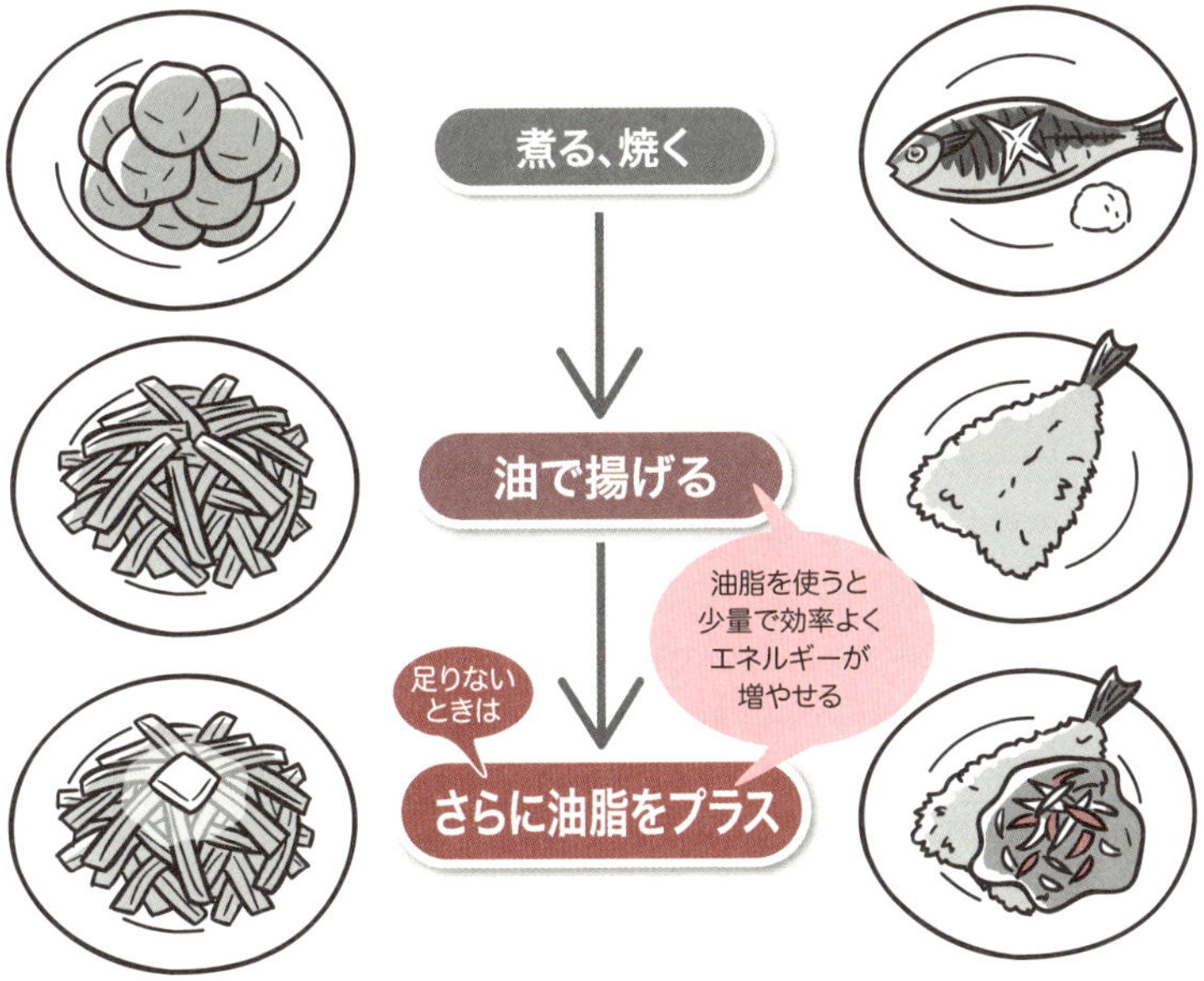

主食のパンにバターやジャムを塗ったり、ごはんをピラフやチャーハンにする。揚げ物や焼き物にあんかけをプラスしてもよい。

とる必要があるかを、把握してください。

エネルギーのとりすぎで肥満にならないように注意

たんぱく質の制限を守りながら摂取エネルギー量を確保するには、少量でもエネルギーの高い食品を選ぶことです。食品成分表を利用して、肉、魚、野菜などの種類が偏らないように選びましょう。腎臓病の治療用特殊食品を利用するのもひとつの方法です。

最も効率がよいのが、油脂類です。高エネルギーなので、摂取エネルギー量の確保に手軽で役立ちます。煮るより油を使って焼くなど、調理方法を工夫して（→P123）エネルギー量を確保します。

ただし注意したいのは、適正な摂取エネルギー量を守ることです。油脂類ならいくらとってもよい、ということではありません。

脂肪をとりすぎて肥満を招いたり、血中のコレステロールが上昇すると、かえって腎臓の負担になります。肥満によって高血圧や脂質異常症、糖尿病を助長したり、悪化させる危険もあるので、肥満にならないようにします。

外食や中食はおかずや汁もので調整する

外食や中食は栄養バランスが乱れやすく、カロリーオーバーにもなりがちなので、食事療法に取り

先生、教えて！

もともと小食でエネルギーの確保がたいへんです。どうしたらよいですか？

食事療法でたんぱく質を制限すると、エネルギー不足になりやすいので、高エネルギーの食品をとるようにすすめられます。

しかし、油脂が多い食事は胃がもたれてたくさん食べられなかったり、食が細くて量を食べられないという人も多いようです。このような場合は、腎臓病の治療用特殊食品を上手に使いましょう。

少量でも高エネルギーの、クッキーやゼリーなどのお菓子類、ジュース類などがあります。これなら少しの量でもエネルギー補給ができます。

一度にたくさん量を食べられない人は、1食分の食事量を減らして、4～5食に分けて食べたり、間食をとり入れるのもよいでしょう。

入れるのはむずかしいものです。でも、それらを全くのNGにしてしまっては、食事づくりが負担になり、食事療法は長続きしません。どういう点に注意して選べばよいのか、そのポイント（↓下表）を理解していれば、外食や中食を効果的に活用できます。

栄養バランスを考えると、丼物やカレーなどの単品料理よりも、**定食や、おかずの品数が多いお弁当がおすすめ**です。メインのお肉やお魚は、少し残してたんぱく質をとりすぎないようにします。スープ類、漬け物は塩分が多いので、手をつけないと心得てください。

外食はなるべく回数を減らす

仕事をしている人だと、外食の頻度が高くなります。場合によっては、昼と夜2回とも外食になるということもあります。外食の回数を減らすのが理想で、**できれば1日1回**にしたいところです。

そして、自分がよく食べる外食メニューの、おおよそのエネルギー量や塩分量を、カロリー表示のある店や店のホームページなどで確認してみてください。

そのうえで、まずは、腹八分目以上は食べないようにし、ソースなどをつける場合は、その量はできるだけ少なくします。主菜のお肉やお魚は、半分くらい残す意識でいるのがよいでしょう。

外食メニュー＆市販の弁当の選び方＆食べ方

1 できるだけ「定食」になっているものを選ぶ
（例）幕の内弁当、松花堂弁当

2 お肉やお魚の量が少ないもの、切り身の小さいものを選ぶ

3 たんぱく質があまり多く含まれていないものを選ぶ。多いときは残す

4 たんぱく質制限がある人ならば、エネルギー不足にならないよう、揚げ物を利用する

5 塩分表示をチェックする

6 みそ汁は飲まない

7 漬け物は食べない

8 パックの調味料は使わない。使う場合でも少量にする

塩分制限は食事療法のかなめ

塩分のとりすぎは血圧を上げ、腎臓を傷める

腎臓病の食事療法の基本であり、特に重要なのが塩分制限です。腎臓病になると、高血圧になりやすくなります。また腎硬化症のように高血圧自体が原因の腎臓病もあり、その状態が長く続くと負担をかけ、ますます悪化させてしまいます。これを防ぐには、塩分を制限することが大切です。

塩分の摂取量は1日に6g未満を目標にします。日本人の平均的な塩分摂取量は約10・0g（2015年現在）ですから、かなり意

主な加工食品や調味料に含まれる塩分

食品名 （ ）内は1食分目安量	塩分量(g)	食品名 （ ）内は1食分目安量	塩分量(g)
塩ざけ（1切れ80g）	1.4	カマンベールチーズ（1/4切れ26g）	0.5
塩さば（150g）	2.7	ゆでうどん（240g）	1.2
ほっけ開き（1尾190g）	3.4	ゆでそば（240g）	0.2
まあじ開き（1尾90g）	1.5	梅干し（1個10g）	2.2
めざし（4尾50g）	1.4	たくあん（5切れ30g）	1.3
スモークサーモン（3枚20g）	0.8	薄口しょうゆ（大さじ1・18g）	2.9
たらこ（50g）	2.3	濃口しょうゆ（大さじ1・18g）	2.6
焼きちくわ（1本35g）	0.7	減塩しょうゆ（大さじ1・18g）	1.5
はんぺん（1枚100g）	1.5	ウスターソース（大さじ1・18g）	1.5
ロースハム薄切り（2枚30g）	0.8	マヨネーズ（大さじ1・12g）	0.2
ベーコン（3枚30g）	0.6	トマトケチャップ（大さじ1・15g）	0.5
フランクフルト（1本50g）	1.0	淡色辛みそ（大さじ1・18g）	2.2
スライスチーズ（1枚18g）	0.5	減塩みそ（大さじ1・18g）	1.9

（『日本食品標準成分表2015年版（七訂）』より計算）

識しないと守れない数字です。

腎臓病が悪化していたり、血圧が非常に高いときには、塩分を全くとってはいけないこともあります。医師から指示があるので、必ず守ってください。

塩分量を計算して食べる習慣をつける

塩分制限を守るには、塩だけでなく、**調味料や加工食品などに含まれている塩分量も含めて計算**します。商品のパッケージにも表示してあるので、必ず確認してください。塩分は意外なものにも含まれているので、舌で感じる塩味はあてになりません。

たとえば、パンやうどん、ケーキ、クッキー、和菓子にも含まれています。漬け物やみそ汁など、塩けが強いものだけに注意すればいいということではないのです。

上手に塩分を減らすには、左図のような、薄味でもおいしく食べられる工夫をすることも大切です。

また、家庭では塩分を正確に計ります。和食の献立に偏ると塩分が多くなりやすいので、洋食のおかずを組み合わせて、塩分を減らすようにします。

薄味でもおいしく食べるには

酢や果汁、香辛料を使う

レモンやゆずのしぼり汁、酢、わさびやからし、カレーパウダーなどで風味を増す。

減塩調味料を使う

減塩調味料を使うことで、15～50%くらい減塩できる。

1品はきちんと味つけする

1食分の料理すべてが薄味だと、食事が味けなくなる。塩分制限の料理のなかで1品だけ、できるだけふつうに味つけする。

香味野菜を使う

ねぎやしょうが、みょうが、にんにくなどで、香りをよくする。

しょうゆや塩はじかづけする

調理のときに味つけせず、食卓で計量したしょうゆや塩を直接つけて食べる。塩分量の計算がしやすく、余分にとる心配がない。

だしをきかせる

かつお節やこんぶ、にぼしなどでとっただしを使えば、薄味でも風味がよくおいしい。

たんぱく質は制限内で上手にとる

たんぱく質は消化・吸収のとき、老廃物をつくる

たんぱく質は体にとって大きなエネルギー源であり、体の基礎である細胞の材料としても重要な栄養素です。しかし、腎臓病の人にとっては腎臓の負担になるため、摂取量を制限されます。たんぱく質を体内で消化・吸収する際に血液中に老廃物が多く発生してしまうので、それを濾過《ろか》するために腎臓に負担をかけてしまうからです。

ふつう、健康な人の1日のたんぱく質摂取量は、標準体重1kgあたり1gが目安ですが、**慢性腎臓病の人は、病状（ステージ）によっては標準体重1kgあたり0・6〜0・8gに制限**されます。

たんぱく質を制限するといっても、極端に減らしすぎるのは厳禁です。不足するともっと体に害を及ぼすことになります。ですから、制限量を正しく守り、不足することがないようにします。

一方、高齢者は、肉類を敬遠する傾向にあり、そもそも1日のたんぱく質摂取量が0・6〜0・8g／kg程度しかない人が意外と多いようです。このような人がたんぱく質制限を意識すると、過度の制限になってしまい、体力や筋力の低下を招くことになりかねません。たんぱく質制限を実行する前

アミノ酸スコア

食品名	アミノ酸スコア
牛肉（サーロイン）	100
豚肉（ロース）	100
鶏肉（むね）	100
鶏卵	100
牛乳	100
あじ	100
さけ	100
さば	100
大豆	86
えび	84
あさり	81
いか	71
じゃがいも	68
精白米	65

動物性たんぱく質のほうがアミノ酸スコアの高いものが多いが、食品が偏らないようにするには大豆や豆腐、納豆などの植物性たんぱく質もとるようにする。

たんぱく質を制限する理由

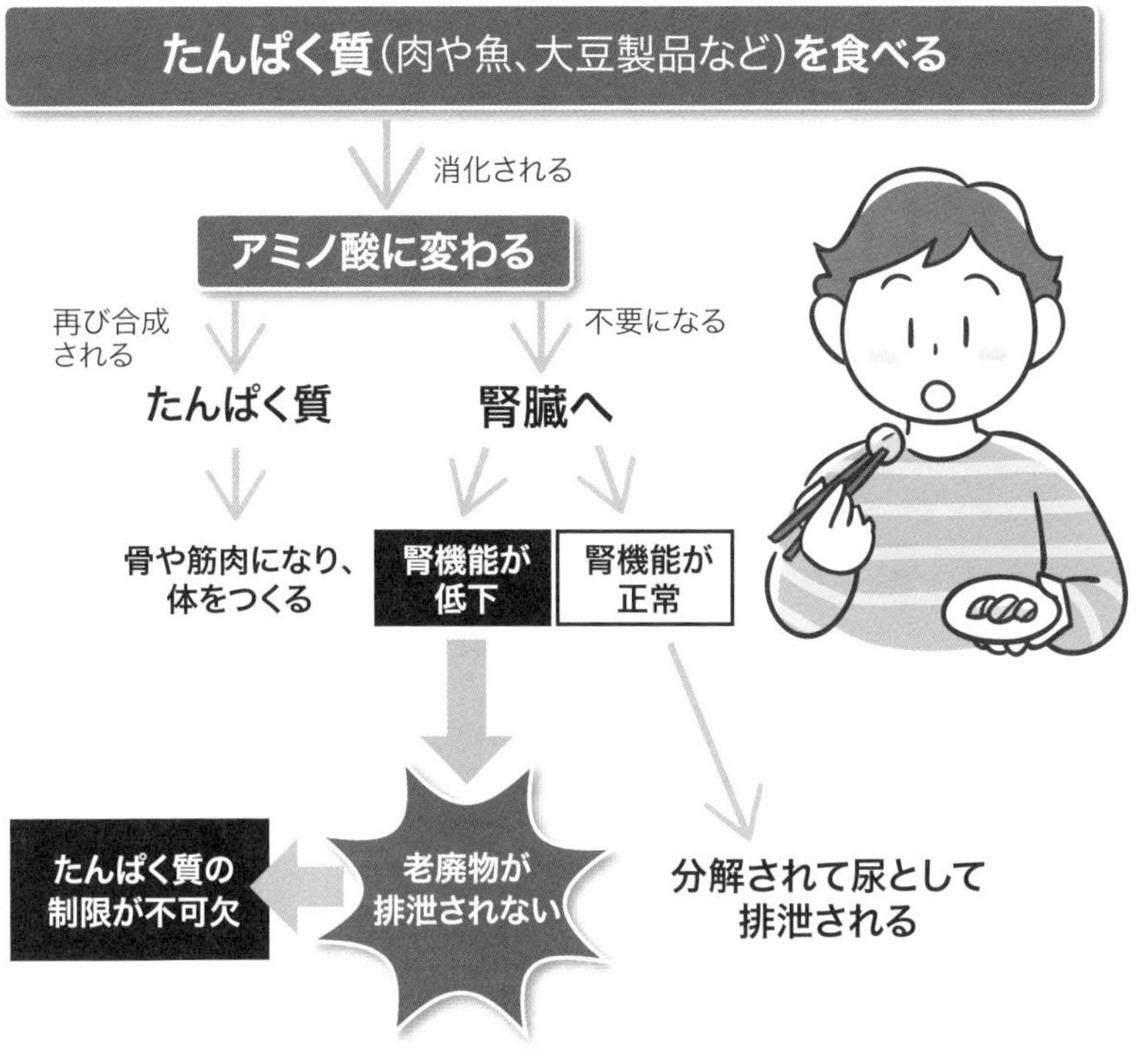
たんぱく質（肉や魚、大豆製品など）を食べる
消化される
アミノ酸に変わる
再び合成される
不要になる
たんぱく質
腎臓へ
骨や筋肉になり、体をつくる
腎機能が低下
腎機能が正常
老廃物が排泄されない
たんぱく質の制限が不可欠
分解されて尿として排泄される

に、24時間の蓄尿検査で、現在のたんぱく質摂取量を把握しておくことが重要です。また、筋力が落ちたり筋肉量が減ると、転倒のリスクが増え、長生きできないといわれています。筋肉を増やすには十分なたんぱく質の摂取が必要です。たんぱく質の摂取量は主治医ともよく相談のうえで決めてください。

どれだけたんぱく質が含まれているかを知る

たんぱく質は、肉や魚、卵、乳製品や大豆製品に多く含まれていることは知っていても、自分がどのくらいの量を食べているかを把握している人は少ないのでは。

まずは、自分がよく食べているものに、たんぱく質がどのくらい含まれているのかを、食品成分表

CKDステージによる食事療法基準

ステージ (GFR)	エネルギー (kcal/kg/日)	たんぱく質 (g/kg/日)	食塩 (g/日)	カリウム (mg/日)
ステージ1 (GFR≧90以上)		過剰な摂取をしない		制限なし
ステージ2 (GFR60〜89)		過剰な摂取をしない		制限なし
ステージ3a (GFR45〜59)	25〜35	0.8〜1.0	3g以上6g未満	制限なし
ステージ3b (GFR30〜44)		0.6〜0.8		2,000以下
ステージ4 (GFR15〜29)		0.6〜0.8		1,500以下
ステージ5 (GFR<15未満)		0.6〜0.8		1,500以下

注）エネルギーや栄養素は、適正な量を設定するために、合併する病気（糖尿病や肥満など）のガイドラインなどを参考に、病態に応じて調整する。性別、年齢、身体活動度などによっても異なる。

注）体重は基本的に標準体重（→P122）を用いる。

（日本腎臓学会編『CKD 診療ガイド 2012』より）

1日にとれるたんぱく質の量を計算する

標準体重（→P122） ［　　　］kg × **該当するステージのたんぱく質量**（上表） ［　　　］g ＝ **1日のたんぱく質量** ［　　　］g

↑

これを3食に分けてとる

などから調べましょう。**肉や魚だけでなく、ごはんやパン、うどんなどにも含まれている**ので、これまでと同じように食べていると、簡単にオーバーしてしまいます。

良質なたんぱく質をとる

制限された範囲内でたんぱく質を有効活用するには、良質のたんぱく質をとることが大切です。

良質なたんぱく質とは、体内で合成できない必須アミノ酸をバランスよく含むもののことで、目安となるのが「アミノ酸スコア」です（→P128）。たんぱく質の栄養価は、その成分であるアミノ酸の組成によって決まります。必須アミノ酸には、バリン、ロイシン、イソロイシン、リジン、トリプトファン、スレオニン、フェニルアラニン、メチオニンの8種類があります。肉や魚、乳製品をはじめ、大豆などの食品もバランスよくとり入れることで、良質のたんぱく質を補給することができます。

無理に減らさず　これまでの⅔量にする

たんぱく質の摂取量を、制限された範囲内にするためには、これを多く含む食品を、これまでの⅔の量に抑えること。肉や魚の量が減ると見た目がさびしくなりますが、たっぷりの野菜と一緒にすれば、料理のボリューム感も損なわれません。赤身の魚から白身の魚に変える、もも肉からバラ肉に変えるなど、たんぱく質の少ない種類に変えることで、食べられる量がアップします。また、たんぱく質をほとんど含まないしらたきやこんにゃく、春雨などを積極的に使うと、ボリュームアップに役立ちます。

低たんぱく特殊食品を使って調整することも

腎臓病の人向けに、たんぱく質量を調整した治療用特殊食品が販売されています。これを利用すれば、むずかしいエネルギー量とのバランスも比較的簡単にとれます。特にごはんやパン、うどんなどの主食にこの食品を使えば、おかずは調整しなくてもよい場合もあるので便利です。

ただし、これらの食品の利用は腎臓専門医と管理栄養士による指導が必須です。また、一般の食品より割高なので、頻繁に使うと経済的負担が大きくなります。

油脂はとりすぎず、体によい脂をとる

とりたい油脂と控えたい油脂がある

脂質は、エネルギーになる主要な栄養成分ではありますが、とりすぎはよくありません。

脂質は、飽和脂肪酸と不飽和脂肪酸に分けられます（↓下表）。飽和脂肪酸のほとんどは動物性脂肪で、ラードやバター、牛脂などがこれにあたります。不飽和脂肪酸のほとんどは植物性脂肪で、一価不飽和脂肪酸と多価不飽和脂肪酸に分けられます。**一価不飽和脂肪酸は酸化しにくく、コレステロール値を減らす効果**もあります。

多価不飽和脂肪酸は、n－6系（リノール酸）とn－3系（α－リノレン酸）に分かれます。**n－6系は血圧やコレステロール値を下げる効果**があります。**n－3系は血圧を下げたり、血液の流れをよくする働き**があります。**飽和脂肪酸：不飽和脂肪酸＝1：2程度の割合でとるのがよい**でしょう。

腎臓によい脂が多い魚を積極的に食べる

不飽和脂肪酸のなかでも意識してとりたいのが、良質なたんぱく質が含まれた魚です。特にさんまやあじ、いわしなどの青背の魚の

おすすめの油脂を適量とる

脂肪酸の種類			多く含む油
飽和脂肪酸			ほとんどが動物性脂肪。 牛脂、バター、ラード（豚の脂）など
不飽和脂肪酸	一価不飽和脂肪酸		ほとんどが植物性脂肪。 オリーブ油、キャノーラ油など
	多価不飽和脂肪酸	n-6系（リノール酸）	必須脂肪酸のひとつ。 ひまわり油、綿実油、コーン油など
		n-3系（α-リノレン酸）	必須脂肪酸のひとつ。 魚の脂（DHA、EPA）、エゴマ油、アマニ油、しそ油など

脂はn-3系で、DHA（ドコサヘキサエン酸）とEPA（エイコサペンタエン酸）が多く含まれています。動脈硬化の予防、腎臓病対策に役立ちます。比較的低エネルギーな白身の魚とともに、どちらもバランスよく食べます。

魚の脂は酸化しやすいため、**刺身やマリネなどにして鮮度のいいうちに**食べましょう。

肉の脂は部位によって違う。調理法を考えて食べる

肉は、たんぱく質をとる大切な食品のひとつです。部位によってはエネルギーが高かったり、脂肪が多かったりして（→下図）、食べすぎると全身の血管を傷め、腎機能の低下を招きます。部位と調理法を考えてとるようにします。

肉の脂質量を比較する

（100gあたりの脂質量とエネルギー量<kcal>）

牛肉		豚肉		鶏肉	
バラ肉	ヒレ肉	バラ肉	もも肉	手羽	ささみ
39.4g（426kcal）	11.2g（195kcal）	35.4g（395kcal）	10.2g（183kcal）	14.3g（210kcal）	0.8g（105kcal）

（『日本食品標準成分表2015年版（七訂）』より）

脂質量が少ない部位を選ぶ & 調理法も選ぶ

できるだけ脂身の少ない部位を選ぶ

肉の脂はとりすぎるとコレステロールがたまり、全身の血管を傷める。血管が集まる腎臓の機能低下を招くため、できるだけ脂身が少ない部位にする。

調理前にできるだけ脂身をとっておく

脂身が少ない部位でも、調理する前にできるだけ脂身をとっておく。このひと手間で、もっと脂質を減らせる。

焼く、ゆでるなどして、脂分を落とす

網焼きや蒸し焼きにすれば、油を使わなくても調理が可能。ゆでると、よけいな脂を落とせる。

食物繊維をしっかりとって腎臓の負担を軽減

野菜を適度に食べて肥満と腎臓の負担を軽減

食物繊維には脂肪の吸収を抑える、血糖値の上昇をゆるやかにする、コレステロールの吸収を抑える、噛む回数を増やして満腹感を得やすくする、などさまざまなメリットがあります。

特に野菜には食物繊維が豊富に含まれています。ほうれん草やブロッコリー、小松菜などの緑黄色野菜にはビタミン類もふんだんに含まれ、**血管の老化を防ぐことで動脈硬化予防になり、腎臓の負担を軽減**します。低エネルギーなので、**肥満防止にも最適**です。

野菜にはカリウムも多く含まれていますが、腎臓病が進行し、カリウムを制限する指示が医師から出るまでは、特に気にする必要はありません。

野菜を食べるメリット

1 血糖値の急上昇を予防する

糖質の吸収を遅らせることで、血糖値が急に上がって血管を傷めることを予防する。

2 動脈硬化を予防する

野菜に多く含まれているビタミン類には強い抗酸化作用があり、血管の老化を抑えて動脈硬化を防ぐ。

3 便秘を改善する

腸の蠕動《ぜんどう》運動を活発にしたり、腸内環境をよくすることで、便秘を改善する。

4 脂質の吸収を抑制する

中性脂肪やコレステロールの吸収を抑えることで、肥満の予防にもなる。

1日350g目標
(生野菜の場合)

食べる野菜の量の目安は、生なら毎食両手いっぱい、加熱なら片手いっぱい。

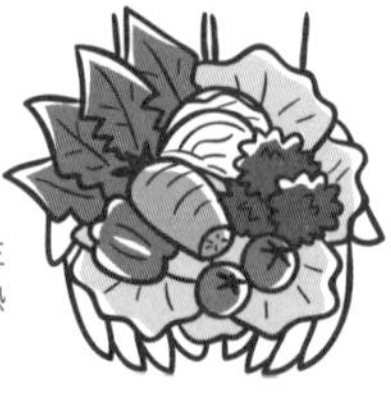

海藻やきのこ類、こんにゃくなどを積極的に食べる

食物繊維は、私たちの食生活において、とる量が不足しがちといわれています。1日の必要量は野菜だけではむずかしいのが現状です。海藻やきのこ、こんにゃくなどにも食物繊維は豊富です。これらの食品を活用しましょう。

どれも**低エネルギー**のうえ、ほとんどが水分なので、たっぷり食べて満腹感を得やすく、**カロリーオーバーの心配がありません**。

またたんぱく質をほとんど含まないため、肉や魚料理のカサ増しや付け合わせ、そして副菜や汁物など、腎臓病の献立づくりでその用途は広範囲にわたります。毎日の献立に積極的に活用しましょう。

低エネルギーで肥満防止にも

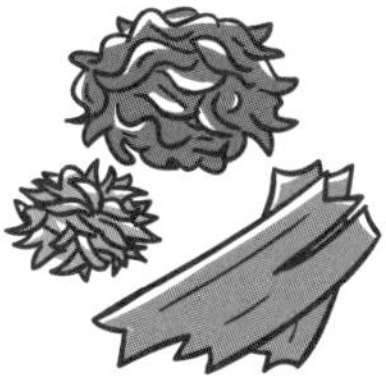

海藻

コレステロールの吸収を抑える水溶性食物繊維が豊富。低エネルギーでミネラルやビタミン類も豊富。

きのこ類

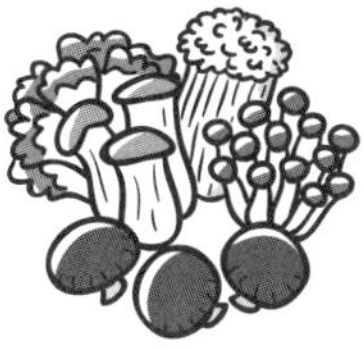

不溶性食物繊維が豊富で、低エネルギー。噛みごたえがある食材が多いので、満腹感が得やすい。

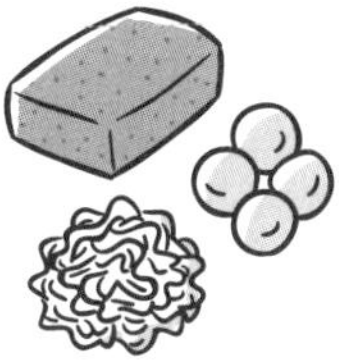

こんにゃく

腸内の不要物を排出する水溶性食物繊維が豊富。低エネルギーで、その90％以上が水分なので、エネルギーを気にせず食べられる。

食物繊維の効率的なとり方

加熱する

野菜は火を通すことでカサが減るので、食べやすくなる。

スープにする

加熱することでたっぷりの野菜がとれ、スープに流れ出た水溶性の栄養成分もあますことなくとれる。ただし薄味に。

副菜にする

サラダはもちろん、ほうれん草のごまあえ、ナムル、きんぴらごぼうなどにして。

肉や魚などに混ぜる

主菜の肉や魚料理の付け合わせにしたり、ミートボールやハンバーグに混ぜ込むと、意外にたくさん食べられる。

カリウム制限になったら調理法を工夫する

カリウムが体内にたまり体に害を及ぼす

　カリウムはミネラルのひとつで、生きていくうえで大切な栄養成分です。血圧を下げる、筋肉の動きをよくする、腎臓の老廃物の排泄を助けるなどの働きがあります。腎機能が低下すると排泄が滞り、血液中のカリウムの濃度が上がります。すると、不整脈などの原因になる高カリウム血症の危険性が高まります。これを防ぐためには、食事からのカリウムの摂取制限を行います。

　カリウムは、野菜や豆類、果物

腎臓とカリウムの関係

腎機能が正常
余分なカリウムは排泄され、量は一定に

血中のカリウムの基準値
3.5〜5.0mEq/L
(基準値は医療機関により異なる)

5.5mEq/L以上だと高カリウム血症に！

腎機能が低下
余分なカリウムは排泄されず
↓
血液中のカリウム濃度が高くなる！

カリウムが多い食材

野菜		果物		いも類	
ほうれん草	690mg	干しあんず	1300mg	さといも	640mg
芽キャベツ	610mg	干しぶどう	740mg	やまいも	590mg
モロヘイヤ	530mg	アボカド	720mg	じゃがいも	410mg
にら	510mg	バナナ	360mg	さつまいも	380mg
小松菜	500mg	メロン	340mg		

100gあたりのカリウム含有量。(『日本食品標準成分表2015年版(七訂)』)より

に多く含まれています。これらを「食べない」のではなく、**食べる量を減らしたり、調理法を工夫したりして減らすのがコツです。**

野菜は「ゆでる」「さらす」でカリウムを減らせる

カリウムには、水に溶けやすいという特徴があります。調理の下準備の段階で「皮をむいて水にさらす」「ゆでる」ことをすれば、大きく減らすことができます。じゃがいもや、さといもなどのいも類は、食べやすい大きさに切ると断面が多くなり、水にさらしたりゆでたりすることで、カリウムをより多く減らすことができます。

カリウムは肉や魚にも含まれるので、たんぱく質の制限をするとカリウムも一緒に減ります。

先生、教えて！

カリウムは高血圧にいいのに、腎機能が低下したらとってはいけないのはなぜ？

カリウムは、腎機能が低下すると体外に排泄されにくくなり、それが血液中に増えて高カリウム血症を招きます。高カリウム血症は筋肉の動きを悪くしますが、心臓の働きにも影響し、不整脈を起こす原因になります。そのため、腎機能が低下していると、カリウムを制限されるのです。

カリウムはほとんどの食品に含まれています。カリウム制限になったら、特に多く含まれる生野菜や柑橘系の果物をとらないようにします。カリウムは水に溶ける性質があるので、野菜やいも類は皮をむき、水にさらしてから調理するとよいでしょう。

カリウムを減らすポイント

ポイント1 ゆでる

カリウムは水に溶けやすい性質があるので、たっぷりのお湯でゆでる。カリウムは20～30%減る。

ポイント2 水にさらす

生野菜はこまかく切って水にさらすと、カリウムが水のなかに流れ出し、10%ほど減る。皮がある野菜は、皮をむいてから水にさらす。

ポイント3 水分をしぼる

野菜をゆでたりさらしたあとは、よくしぼる。水けをきることで、さらにカリウムが減る。

ポイント4 果物は缶詰で

果物は、缶詰で食べる。シロップにカリウムが流れ出ているため、果物だけを食べれば、カリウムが20～30%減る。

食事療法のQ&A

Q 出張中や旅行中、食事はどうすればいい？

A カロリーブックを用意して自分で調整を

外食は、高塩分・高たんぱく質のものがほとんどです。出された料理を全部食べると、制限を守れなくなります。

できれば、事前に外食メニューのエネルギー量や栄養成分の含有量が掲載されたカロリーブックを準備し、それを目安に選びます。ふだんからきちんと食事制限をしていると、食べてよい量がだいたいわかってくるので、それを目安に調整してもよいでしょう。

ただ、何泊もとなると、調整するのはむずかしくなるので、そんなときはレトルトを利用します。治療用特殊食品の低たんぱくごはんなどをもっていく方法もあります。

Q お菓子が大好き。食べてもいい？

A 制限の範囲内で分量を守ってならOK

お菓子は食事療法の制限範囲内であれば、食べてもかまいません。ただし、塩分やたんぱく質が多く含まれているものは避け、食べていい分量を計って食べてください。

特に、生クリームや小麦粉を使ったお菓子にはたんぱく質が多く含まれています。また和菓子のあんこには塩分が多く含まれています。必ず栄養成分を確認してから食べましょう。

Q 食事の時間が不規則で空腹になって困ります

A 間食でつなぐか、職場の上司に相談を

空腹のまま働いていると、エネルギー不足を補うために体内に蓄えたたんぱく質を使うので、血液中に老廃物が増えてしまいます。

エネルギー補給のためには、治療用特殊食品のクッキーやジュースなどで間食し、食事の時間までつなぐことができます。ただし、空腹の時間が長いと腎臓への負担が大きくなるので、できれば規則正しく食事をとるようにしたいものです。

場合によっては、職場の上司に相談して、食事の時間を早めに確保してもらったり、配置換えなどの措置をとってもらったほうがいいかもしれません。

生活改善できそうなところから目標をたてて始める

どこから改善するか、医師と相談する

慢性腎臓病になると、食事療法とともに生活改善が大切な治療のひとつになります。喫煙、お酒の飲みすぎ、運動不足などの悪い生活習慣が、慢性腎臓病の原因となっている場合もあります。そのようなときには、その悪い生活習慣の改善が大切です。また、適度な運動、筋力の維持なども必要です。**家事や仕事なども、腎機能の状態をみながらできる範囲で行うべきです。**

どの部分から改善するのか、どの程度なら動いてもいいのかは、病状によって異なります。

まずは、日々の生活をどのように変えていけばいいのか、医師と十分に相談したうえで、決めていきましょう。そして、改善できそうなところから始めます。

体調が悪いときは無理せず休む

ただし、むくみがあったり、顔色が悪かったり、いつもよりだるいと感じたら、無理をせず休んでください。そして、症状があまりにひどいときは、受診するようにします。

こんなときは休む

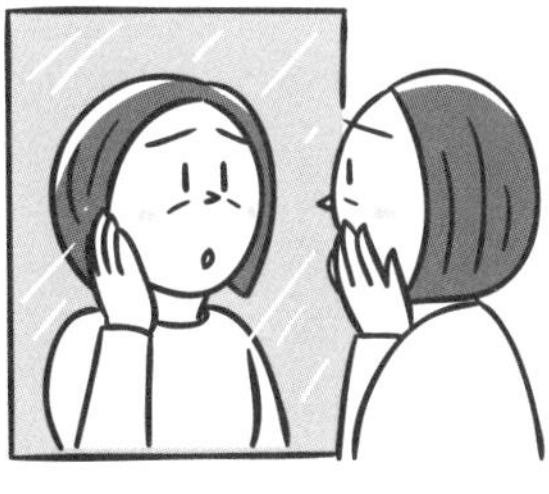

- むくんでいる
- いつもより尿の量が少ない
- 顔色が悪い
- 体がだるい

運動する習慣をつける

体を動かすことで血圧や血糖値が安定する

腎臓病の人は、体重の管理が大切です。肥満は高血圧を助長し、腎臓に負担をかける要因となるからです。肥満している人は、標準体重に近づけるように努力しましょう。自分の標準体重はBMIを用いて計算します（下表参照）。

肥満解消には、適度に運動することがすすめられます。体を動かすことで、体力を取り戻していくことができます。**運動は、ストレス解消にも効果的**です。

また、血圧や血糖値、コレステ

肥満度をチェックする

標準体重(kg)＝身長(m)×身長(m)×22

(例)身長が170cmの場合
1.7×1.7×22＝63.58kg → 63〜64kgが標準体重

BMI＝自分の体重(kg)÷身長(m)÷身長(m)

BMI □ ＝ □ kg ÷ □ m ÷ □ m

BMIによる肥満の判定

BMI値	判定
18.5未満	低体重
18.5以上25.0未満	普通体重
25.0以上30.0未満	肥満1度
30.0以上35.0未満	肥満2度
35.0以上40.0未満	肥満3度
40.0以上	肥満4度

BMIとは?

ボディ・マス・インデックスのこと。標準体重の算出に「22」を用いるのは、BMIが22前後の人が最も病気になりにくいと考えられているため。ただし、スポーツマンで体脂肪が少なく、筋肉や骨の重量が多い人は、BMIが高くても肥満ではない。

ロールや中性脂肪をコントロールするうえでも、運動は欠かせません。これらの数値が改善されれば**腎機能の低下を防ぎ、腎臓病の進行を抑える**ことにつながります。

運動の強度や回数は医師と相談する

適度な運動といっても、何をどのくらい行うといいのか、わからない人も多いでしょう。その目安のひとつとして「メッツ」があります。メッツとは、安静時の酸素消費量（3・5mL／kg／分）を1メッツとし、日常生活の動作や運動で、その何倍の酸素を消費するかによって運動強度を表したものです。

ただし、運動強度の感じ方には個人差があり、運動不足の人はすぐに息が切れたりします。腎臓病

運動前には体調を確認する

チェック項目

- □ 足腰の痛みが強い
- □ 熱がある
- □ 体がだるい
- □ 吐き気がする。気分が悪い
- □ 頭痛やめまいがする
- □ 耳鳴りがする
- □ 過労気味で体調が悪い
- □ 睡眠不足で体調が悪い
- □ 食欲がない
- □ 二日酔いで体調が悪い
- □ 下痢や便秘をして腹痛がある
- □ 少し動いただけで息切れや動悸《どうき》がする
- □ せきやたんが出て、風邪気味だ
- □ 胸が痛い
- □ （特に夏場）現在熱中症の警報が出ている

（昭和63年度
日本体育協会『スポーツ行事の安全管理に関する研究』より改変）

ひとつでもチェックが入ったら（該当したら）、今日の運動は中止してください。

ひとつもチェックが入らなければ、無理のない範囲で運動しましょう。

（『医師・コメディカルのための慢性腎臓病　生活・食事指導マニュアル』より改変）

の治療中であればなおさらです。

左ページの表を参考にしながら、医師に相談をして運動の強さや時間を決めるとよいでしょう。運動を行う前には自分の体調の確認（↓P141）も行ってください。

自宅でできる筋トレで体力を維持することも

体に一定の負荷を与えて筋肉を鍛えることをレジスタンストレーニングといいます。これを行うと、筋力が向上したり、**筋肉が柔らかくなって骨や関節にかかる負担が軽く**なります。高齢者では、日常生活能力の低下予防にもなります。また、インスリンの働きがよくなるため、血糖値の改善にもつながります。息を止めずに、無理のない範囲で行います。

筋トレ（レジスタンストレーニング）で筋力をつける

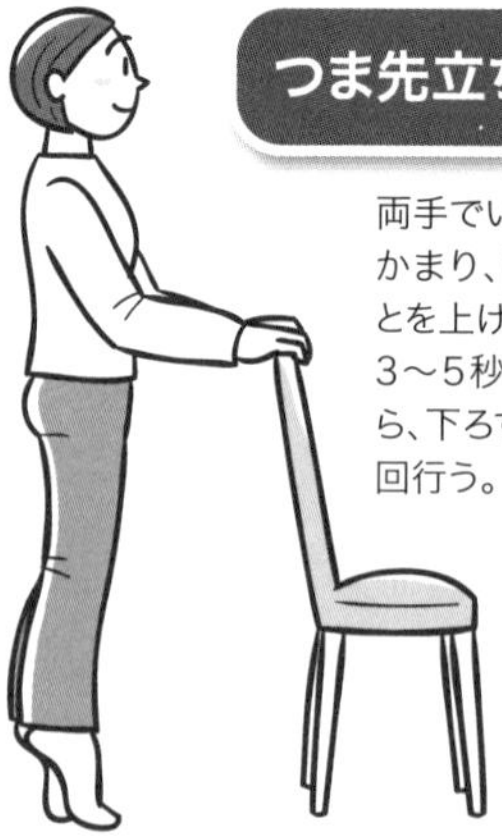

つま先立ち

両手でいすの背につかまり、両足のかかとを上げる。
3〜5秒維持してから、下ろす。これを10回行う。

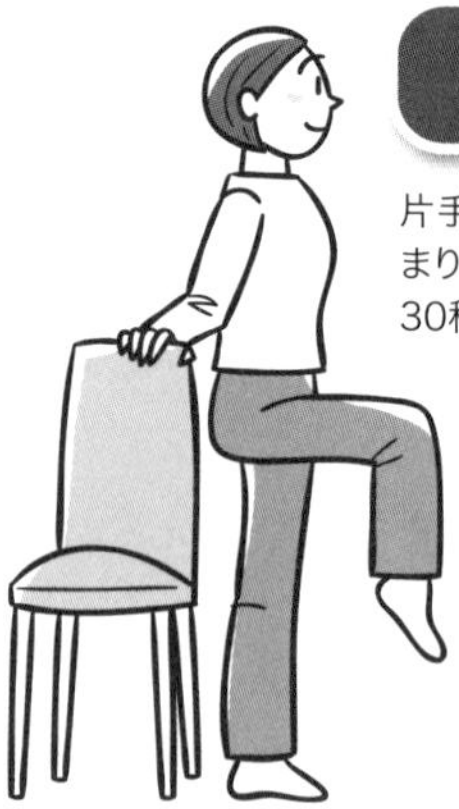

片足立ち

片手でいすの背につかまり、片方の足を上げる。30秒間そのまま立つ。
もう片方の足も同様に行う。

座って行う場合

→つま先立ち

「1、2、3、4」と数えながら両足のかかとを上げる。「5、6、7、8」と数えながら下ろす。5回繰り返す。

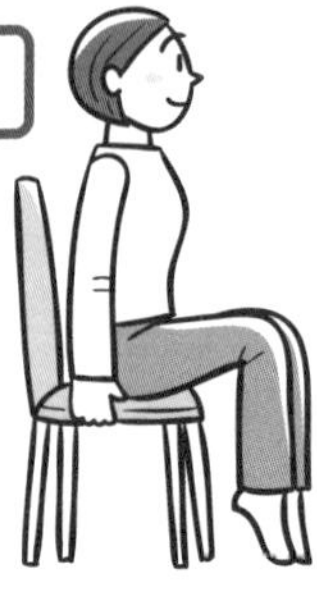

座って行う場合

→もも上げ

背すじを伸ばしていすに座り、「1、2、3、4」と数えながら片脚のももを上げる。「5、6、7、8」と数えながら下ろす。5回繰り返す。もう片方の脚も同様に。

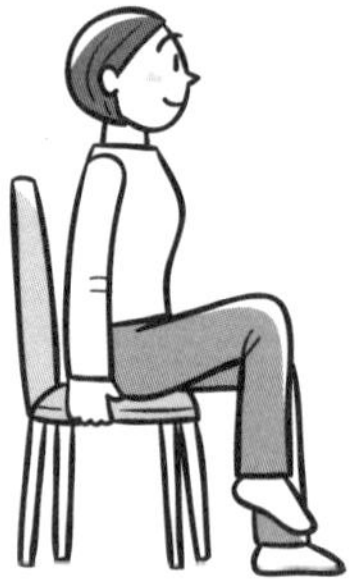

メッツによる運動強度の目安

CKDステージ	運動強度
G1	5-6メッツ以下
G2	
G3a	4-5メッツ以下
G3b	
G4	3-4メッツ以下
G5	

メッツ3

ボウリング、バレーボール、社交ダンス(ワルツ、タンゴ、サンバ)、ピラティス、太極拳

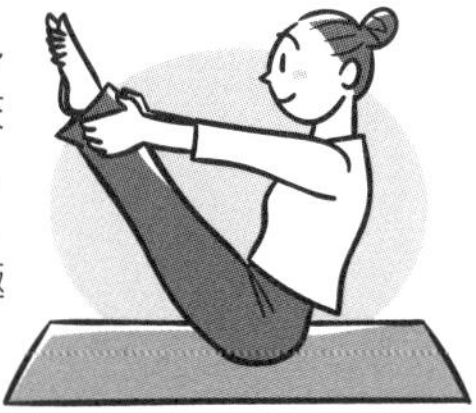

メッツ4

卓球、パワーヨガ、ラジオ体操第一

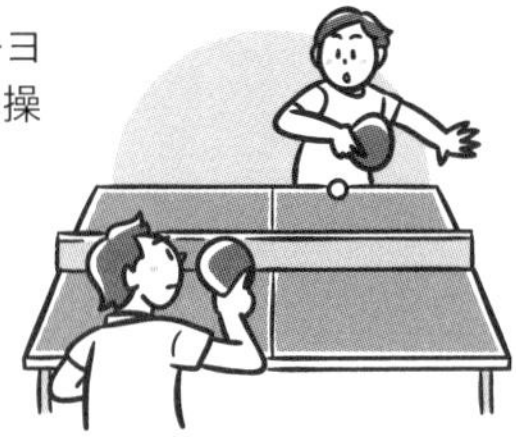

メッツ5

かなり速歩(速く＝107m/分)、野球、ソフトボール、サーフィン、バレエ(モダン、ジャズ)

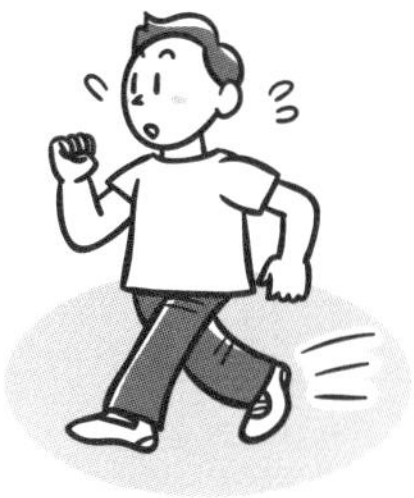

メッツ6

ゆっくりとしたジョギング、ウエイトトレーニング、バスケットボール、水泳(のんびり)

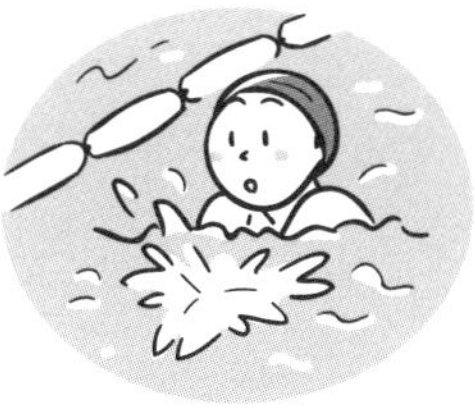

メッツ7

ジョギング、サッカー、スキー、スケート、ハンドボール

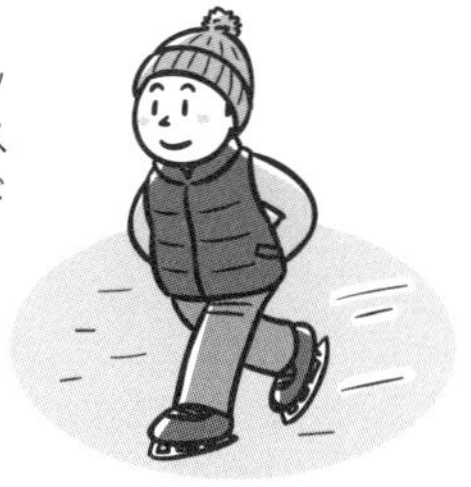

メッツ8

サイクリング(約20㎞/時)

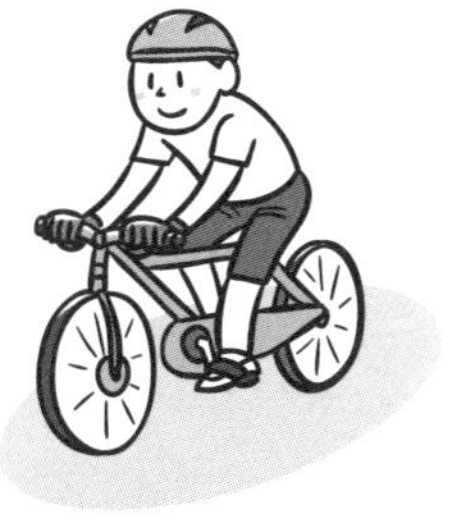

メッツ9

ランニング(139m/分)

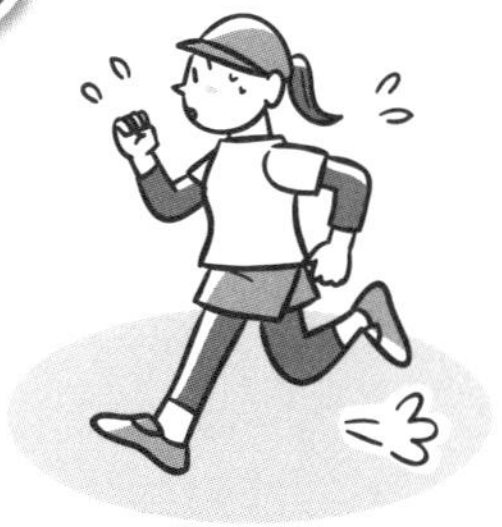

(『医師・コメディカルのための慢性腎臓病　生活・食事指導マニュアル』より改変)

飲酒は適量を守る

飲酒は病状が安定していればOK

慢性腎臓病になると、お酒を飲んでいいのかどうかを気にする人が多いようです。

原則として、病状が安定しており、医師から許可が出ていれば、少量の飲酒は問題ありません。ただし、腎臓病以外の病気、たとえば肝臓病や消化器の病気などで飲酒を禁止されている場合は、飲んではいけません。

また、**週2日は休肝日をもうける、アルコールは脱水を招くのでお酒を飲んだら就寝前に水を飲む**などして、腎臓をいたわります。

適量を守って飲むことが大切

飲酒が許可されたといっても、好きなだけ飲んでいいわけではありません。**ビールなら1日に中ビン1本（約500 mL）、日本酒なら1合弱（165 mL）**にとどめることが肝心です。つまり適量を守るということです。

適量とは、アルコール量に換算すると、

男性　1日20〜30 mL
女性　1日10〜20 mL

となります。

アルコール量は、お酒の量とアルコール度数から計算できます。アルコールが20 mLになるお酒の量が、左ページ表です。

アルコールにはよい面もありま

お酒のメリット

● **適量なら心血管病の予防に**
慢性腎臓病の進行と、心血管病の発症を予防する。だからといって、お酒を飲めない人は無理に飲む必要はない。

● **気持ちがリラックスする**
適量のお酒は気持ちをリラックスさせる。食事前にお酒を飲むと、食欲を増進させる効果もある。

● **エネルギーの確保**
アルコールは低たんぱく・高エネルギーなので、たんぱく制限時のエネルギー源が確保できる。

すが、飲み方をまちがえると害にしかなりません。たとえば、**アルコールは低たんぱく・高エネルギーなので、エネルギー源の確保に活用**することができます。食事の前に少しお酒を飲むことで食欲増進につながったり、リラックス効果も得られます。

その反面、酔うほど飲んでしまうと理性が緩み、食事制限を守れなくなり、摂取エネルギーや塩分、たんぱく質をとりすぎることがあります。酒のつまみには、チーズやナッツ類、ソーセージなど、高塩分・高たんぱくのものが多いので、食事制限中には要注意です。

なお、飲酒による摂取エネルギーやたんぱく質量も、1日のエネルギー量、たんぱく質量に加算するのを忘れないでください。

アルコール20mLを含むお酒のエネルギーとたんぱく質量

種類	アルコール20mLのお酒の量 （　）内は目安量	エネルギー	たんぱく質
ビール	約540mL(中ビン1本程度)	216kcal	1.62g
黒ビール	約480mL(中ビン1本弱)	221kcal	1.92g
発泡酒	約480mL(中ビン1本弱)	216kcal	0.48g
日本酒(純米吟醸)	約165mL(1合弱)	170kcal	0.66g
ウイスキー	約60mL(ダブル1杯)	142kcal	0g
焼酎(乙類25度)	約100mL(コップ半分程度)	146kcal	0g
赤ワイン	約215mL(グラス約2杯)	157kcal	0.43g
白ワイン	約220mL (グラス約2杯)	160kcal	0.22g
紹興酒	約142mL	180kcal	2.4g
梅酒	約196mL	306kcal	0.20g

(『日本食品標準成分表2015年版(七訂)』より)

たばこはきっぱりとやめる

たばこは血流を悪くするので禁止

お酒は、病状が安定していれば適量までなら飲んでも構わないのですが、同じ嗜好品《しこうひん》でも、たばこは絶対NGです。

たばこに含まれるニコチンには**血管を収縮させる作用があり、腎臓への血流を悪化**させます。

血管を収縮させるということは、高血圧も促進します。糖尿病を併発している人は血糖値が下がりにくくなり、脂質異常症の人では動脈硬化が促進されます。そのため、脳梗塞《こうそく》や心筋梗塞になるリスクがとても高くなります。

慢性腎臓病の患者さんのなかには、糖尿病や高血圧、脂質異常症の患者さんがとても多くみられます。腎臓を守るためだけでなく、こうした理由からもたばこをやめることが大事です。

本数を減らす〝節煙〟では、まったく意味がありません。きっぱりと禁煙することです。

ニコチンガムなどを利用する。禁煙外来も

禁煙につきものなのが、ニコチンの離脱症状によるイライラなどのストレスです。

たばこが腎臓によくない理由

血圧を上げる	糖尿病や脂質異常症を発症・進行させる	糸球体《しきゅうたい》を硬化させる／尿細管《にょうさいかん》を傷つける
ニコチンが血管を収縮させたり、交感神経を活発にさせることで、血圧が上がる。	インスリンの働きを悪化させ、血糖値を上げるホルモンが分泌される。コレステロールや中性脂肪が増える。	煙に含まれる物質が原因で血管が収縮して傷つけられたり、酸素が不足することで尿細管が傷つけられ、糸球体が硬くなる。

このストレスのせいで禁煙を挫折する人が多くいます。喫煙習慣とは、まさに依存症なのです。

現在では、市販されているニコチンガムを使って禁煙することも可能です。それがむずかしいと感じたら、禁煙外来で治療することができます。禁煙外来を受診すれば、医師から処方された禁煙治療薬を使ったり、ニコチンパッチを使ってニコチン依存を少しずつ緩和していくことができます。

家庭で禁煙するためのポイントもあります（→下図）。自分に合った方法を見つけて、この機会に禁煙を成功させましょう。

もし挫折して吸ってしまってもあきらめず、このままでは腎臓病が確実に悪化すると肝に銘じて、**再度チャレンジ**しましょう。

禁煙を成功させるコツ

周囲に禁煙を宣言する

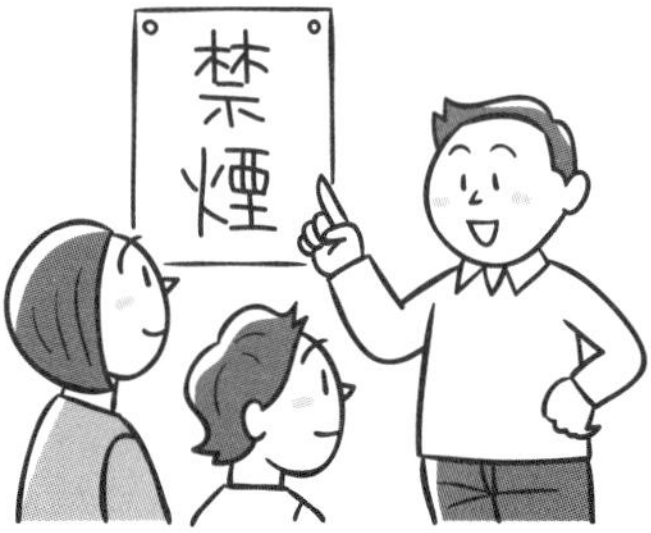

家族や周囲の人に、「たばこはやめる!」と禁煙宣言して、監視してもらう。

灰皿やたばこを捨てる

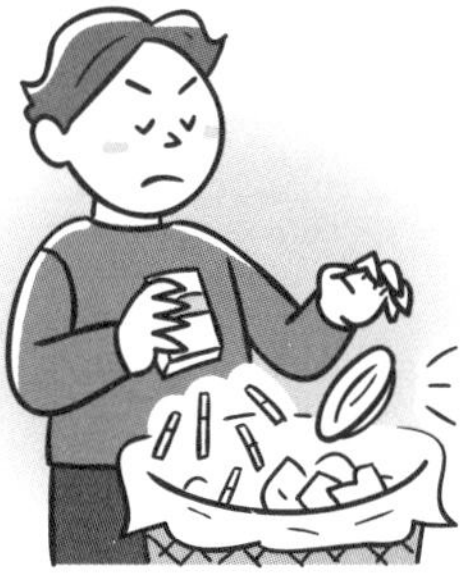

手元にあると吸いたくなるので、処分する。

吸いたくなったら
ガムやあめ玉を口にする
口さびしさを紛らわせるのに、最適。ただし食べすぎるとカロリーオーバーになる。

吸いたくなったら
運動する
体を動かして気持ちをすっきりさせる。

吸いたくなったら
歯をみがく
口のなかをすっきりさせて、吸いたい気持ちを紛らわせる。

定期的な検査と自己管理が大切

指示されている定期検査は必ず受ける

慢性腎臓病は、進行しているにもかかわらず、自覚症状に乏しいことが多いものです。特に**異常を感じなくても、尿検査や腎機能検査を定期的に受けることが大切**です。

診察当初は定期的に通院するので、検査を受ける機会もあります。しかし、それが何年にも及ぶと、検査や診察を受けずに薬だけをもらうことも多くなります。でも、その間に深刻な異常が発生しているかもしれません。ですから、定期検査は必ず受けてください。

また定期検査でなくても、体に異変があったり、気になることがあったら、すぐに受診して検査を受けてください。次の診察日を待っていると、その間に、急に腎機能が悪化する場合があります。

体重を毎日測って体調の変化に気をつける

日々の体調管理で継続していきたいのが、毎日の体重測定です。

食事療法でたんぱく質や摂取エネルギーを制限すると、やせることがよくあります。**標準体重よりも減っていくときは、食事制限の見直しのサイン**となります。

逆に体内に余分な水分がたまってむくみが出ているときは、体重が増えることがあります。急激な体重の増加は、むくみがひどくなっていることを示します。

毎日体重を測ってノートなどに記録をつけておけば、体重の増加や血圧の変動などの変化にいち早く気づくことができます。

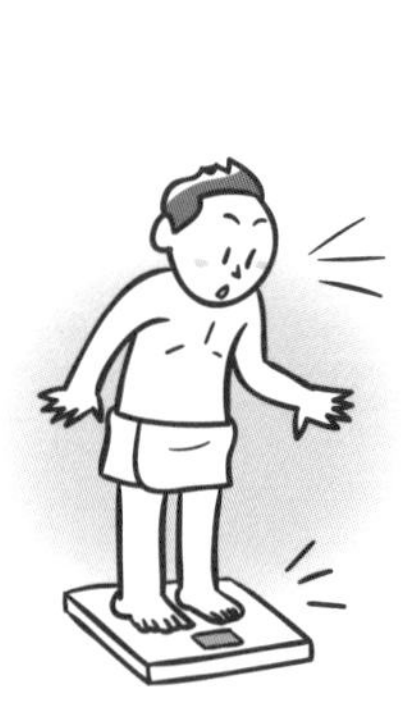

短期間で急激に体重が増えたときは、むくみのサイン。病状の悪化が疑われるので、すぐに受診を。

高血圧の管理には家庭での血圧測定を

腎臓病では高血圧になることが多いので、血圧の管理も大切です。**家庭での血圧測定**は、降圧薬の効果を知るうえでも非常に参考になるので、ぜひ行ってください。

また中高年の人は、運動する前に血圧を測る習慣をつけることをおすすめします。血圧がいつもより高いかどうかが運動の量を減らしたり、中止したりする重要な目安になります。

規則正しい生活で感染症予防にも留意

腎臓に負担をかけないためには、睡眠不足や過労にならないように、規則正しい生活リズムで過ごしましょう。仕事や学校がある人は、起床と就寝の時間を決め、**疲れを残さないように睡眠時間を十分に確保**します。そして休日にはしっかりと体を休めます。

疲れを感じたら、短時間でも**横になって体を休めます**。すると腎臓への血流がよくなるので、腎臓の負担が軽くなります。

また、**風邪やインフルエンザなどの感染予防**も大切です。特にステロイド薬を服用している人は免疫力が低下しているので、感染しやすくなっています。さらに風邪をひくと、腎機能が悪化することがよくあります。そうならないためにも、左図のように予防対策を万全にしておきましょう。

風邪やインフルエンザに注意

- 手洗い&うがい
- 人混みを避ける
- しっかり睡眠をとる
- マスクをする
- 暖かい格好で出かける
- インフルエンザの予防接種をする

出かけるときはできるだけマスクをして、人混みを避ける。帰宅したら手洗いとうがいを忘れずに。

冷えや寒さから腎臓を守る

体が冷えると、腎臓の血液が減る

私たちの体の血管は、暑いときは拡張して熱を放出し、寒くなると体温の低下を防ぐために収縮して、熱を逃がさないようにします。

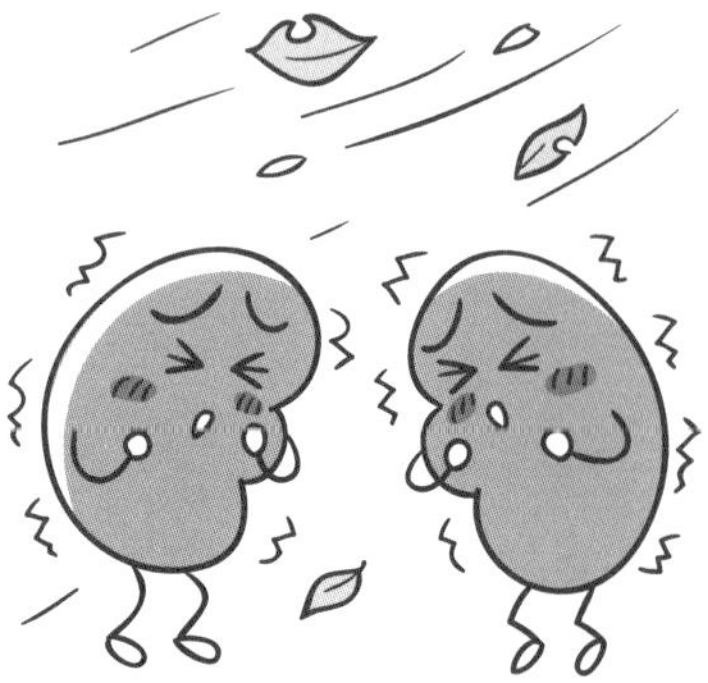

寒冷刺激が加わると、全身の血管が収縮して腎臓の血流が減少し、働きも悪くなる。

血管が収縮すると血液の通り道が狭くなるので、流れる血液量も少なくなります。

長い時間寒さにさらされて体が冷えると、腎臓の血管も収縮して血流が少なくなり、虚血《きょけつ》状態に陥ります。これによって腎機能の低下を招くことがあります。

また、体が冷えると扁桃《へんとう》炎になったり、風邪をひいたりして腎臓に負担をかけるので、腎臓病の人にとって、冷えは大敵です。体を冷やさないように、防寒対策を講じておくことが大切です。

冬の屋外はもちろん、オフィスや学校などは、意外に寒いので注意しましょう。

寒暖の差にも注意する

寒くて血管が収縮すると、血圧が上昇します。高血圧は腎臓の糸《し》球体《きゅうたい》内部の圧力も上げるので、腎機能に悪影響を及ぼします。

また、高血圧症の人は突然の寒さで血圧が急上昇して、危険な発作が起こることもあります。

長年の高血圧によって全身の血管に動脈硬化が進行していると、血圧の急上昇によって脳や心臓の血管が詰まって、脳梗塞《こうそく》や心筋梗塞を招く危険があるのです。

特に冬場、暖かい室内から寒い屋外に出たときや、夜間のトイレ、浴室から脱衣所への移動などは、温度差によって血圧が急激に変動。このとき、脳梗塞や心筋梗塞が誘発されることがあります。

こういった発作を防ぐためには、**外出時にはしっかりと防寒対策をし、さらに室内とトイレ、浴室と脱衣所などは、できるだけ温度差が生じない**ように、152ページにあるような注意事項を守り、暖房器具などを設置するといった対策が必要です。

冷えや寒さ対策のグッズも用意する

自宅にいるときは着込んだり、暖房の温度設定を自由に調整できますが、会社や学校、外出先ではそうはいきません。

また、寒いのは冬ばかりではありません。夏でも冷房の効きすぎで、体が冷えることがよくあります。

会社や学校には上着や肩掛け、ひざ掛けなどを常備しておくとよいでしょう。

また、会社の座席に冷たいクーラーの風がふきつけるようなときは、できるだけ席替えをしてもらいましょう。

外出先でも、移動中の乗り物のなかやレストランなど、意外に寒いことがあります。**バッグなどに、羽織るものを1枚入れておくと安心**です。

たくさん汗をかく夏は、脱水症状に注意する

夏は大量に汗をかいて体の水分が失われるので、こまめに水分補給しましょう。体が脱水して水分不足になると、血液が粘りけを増して、血栓ができやすくなります。中高年では、脳梗塞や心筋梗塞の危険が高まるので注意してください。

また冷暖房の効いた室内にいるときも、知らず知らずのうちに体から水分が失われています。意識して水分をとることが大切です。

のどの渇きを感じたときには、すでに軽い脱水が起こっているといわれます。渇きを感じる前に、こまめに水を飲むようにしましょう。ただし、水分の制限があるときは、医師の指示にしたがいます。

運動のあとにスポーツドリンクを飲むことがありますが、カリウムやナトリウムなどの電解質が含まれているので、塩分制限やカリウム制限があるときは、飲まないようにしてください。

入浴は長湯を避け、湯ざめに注意

入浴はリラックスや疲労回復によい

私たち日本人はお風呂が大好きです。ゆっくり湯船につからないと、1日の疲れがとれないという人が多くいます。

入浴の効果は、体の汚れを落とすだけはありません。お湯につかることで血行がよくなり、新陳代謝が促され、体にたまった疲労物質の排泄が進みます。筋肉がほぐれ、関節の動きもよくなるので、仕事や家事の疲れがとれ、リラックス効果が得られます。

腎臓にも好影響があります。**湯船につかることで、お湯の温かさや浮力によって、腎臓への血流が増え、尿量も増加**します。

このように入浴にはメリットが多いのですが、入浴法によってはかえって腎臓に負担をかけることがあるので、注意が必要です。

熱いお湯につかると血圧が上がる

入浴の際は、お湯の温度が重要です。皮膚がピリピリするような42度以上の熱いお湯につかると、交感神経が刺激されて血管が収縮し、血圧が一気に上昇します。また、お湯に肩までつかると水圧で心臓が圧迫されて、やはり血圧を上昇させてしまいます。

お湯から出ると今度は逆のことが起こります。血圧が一気に下がって、立ちくらみを起こすことがあるのです。

こうした血圧の急激な変動は腎臓だけでなく、心臓や脳の血管にも好ましくありません。浴室で心筋梗塞《こうそく》や脳梗塞の発作を起こす人が多いのは、このためです。

体に負担をかけず、血圧を揺さぶらないようにするには、**お湯の温度は37〜41度**の間で調節します。また、**脱衣所や浴室内をあらかじめ温めて**おきます。気温差があると皮膚への寒冷刺激で血管が収縮するからです。

お湯につかる時間は1回あたり3～5分以内とし、2～3回に分けて入ります。一度に10分以上お湯につかるのは避けましょう。また、むくみが強いときや血圧が高いときは、入浴できません。

肩までお湯につからない半身浴がベスト

前述のとおり、肩までしっかりお湯につかると、胸が水圧で圧迫されて心臓に負担をかけ、血圧も上昇します。そこでお湯につかるときは、**胸より下だけつかる半身浴がおすすめ**です。寒いと感じたら、肩にタオルをかけましょう。足を伸ばせる浴槽ならば、血圧が下がりやすくなります。

先生、教えて！

温泉に行きたいのですが、どんなことに注意すればよいですか？

まずは旅行に行っても大丈夫な程度に病状が安定していることが大前提です。

近場を選び、予定を詰め込みすぎないようにします。

温泉の場合、お湯の温度が高めのことが多いので、長湯は避けます。また、せっかく温泉に来たからといって、1日に何度も入浴するのもよくありません。

入浴は意外に体力を消耗するので、旅の疲れと重なり、腎機能にも影響します。

食事制限がある人は、食べすぎやお酒の飲みすぎにも注意します。塩分やたんぱく質の制限を守るように、食べる量を加減してください。

入浴時の注意点

- **浴室と脱衣所は温めておく**
  寒いところで衣服を脱ぐと血圧が上昇しやすい。浴室から出るときにも、脱衣所が寒いと寒冷刺激で血圧が上昇する。
- **お湯の温度は37～41度に**
  お湯は熱すぎても、ぬるすぎても強い刺激になる。とくに42度以上の熱いお湯は血圧が急上昇する。37～41度くらいのぬるめのお湯につかるほうが、血圧への影響は少ない。
- **お湯につかるのは3～5分以内**
  一度に長時間お湯につからず、1回3～5分程度を2～3回に分けて入る。反復して入るほうが疲れにくい。
- **湯ざめしないようにする**
  湯ざめをすると血圧が上がったり、腎臓への血流が悪くなる。夏でもお風呂上がりに冷房や扇風機の冷風に直接当たらないようにする。
- **むくみがひどいとき、いつもより血圧が高いときは入浴しない**

ストレスはため込まずに対処する

ストレスは腎機能の低下を招く

ストレスは、腎臓への血流を悪くし、腎機能を低下させる危険因子のひとつです。体を緊張させる交感神経を活発にさせ、血圧を上げます。アドレナリンという血糖値を上げるホルモンも分泌されるため、体全体に大きく影響を及ぼします。

それでなくても、病気への不安や食事療法への不満などもかかえているわけですから、腎臓病の患者さんは、ストレスを甘くみてはいけません。

早めに対処し、心身に負担をかけない

少しでもストレスを感じたら、早くこまめに解消していくことが大切です。

ため込んでしまうと、うつ病などを招く危険性もあり、体に悪影響を及ぼすからです。

だからといって、たくさんお酒を飲んだりたばこの本数を増やすことは、自分の体を傷めてストレスを増やすばかりです。楽しく気分転換をはかりましょう。

ストレスはこまめに解消

ゆったりした時間を過ごす

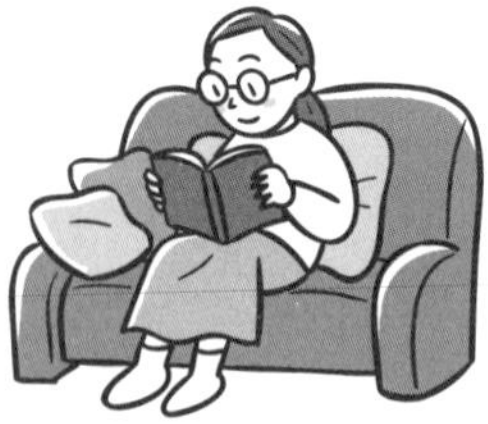

好きな音楽を聴く、本を読むなど、五感を刺激してゆっくり過ごす。

体を動かす

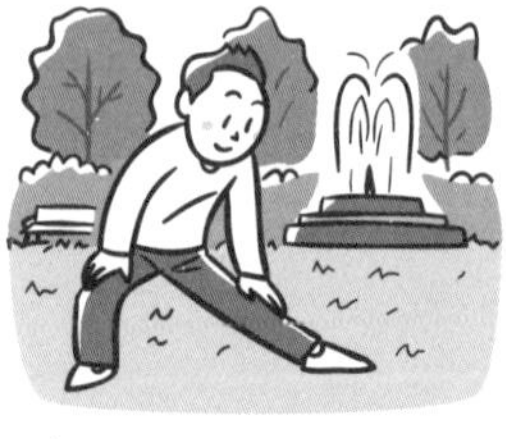

スポーツなどで汗をかけば、もやもやした気持ちを発散しやすい。疲れすぎない、軽めの運動を。

妊娠・出産は可能？

妊娠中は腎臓の負荷が1・5倍増!!

妊娠は母体にとって大きな負担となります。母親が胎児の老廃物も処理することになるため、腎臓は通常の1・5倍も仕事が増えます。妊娠中には10〜12kgの体重増加があり、その半分以上は水分ですから、腎臓へ流れ込む血流量も約5割増、クレアチニンクリアランスは1・5倍に増加するのです。

そのため、腎臓病がある場合の妊娠・出産では、次の項目について検討する必要があります。

①妊娠が可能か
②妊娠高血圧症候群などの合併症の危険
③腎臓病の胎児への影響
④母体の腎機能への影響

妊娠高血圧症候群とは、血圧の上昇、たんぱく尿、むくみのうち、いずれかひとつ以上の症状が現われるものというのですが、特に高血圧が問題になります。妊娠中の高血圧は赤ちゃんにも母親にも危険で、命に関わることがあるからです。

腎機能や血圧に注意し、計画的に

腎臓病の患者さんが、腎臓に大きな負担となる妊娠や出産を希望するときは、事前に主治医とよく相談することが不可欠です。

腎機能の状態によっては、避けたほうがよいと医師が判断することもあります。また、可能と判断されても、妊娠中に高血圧やむくみなどの症状が悪化することもあります。高血圧が悪化した場合は、妊娠中でも比較的安全な降圧薬があるので、薬で血圧をコントロールします。

肥満していると、妊娠中に高血圧になりやすいので、妊娠前に減量して、よい状態で妊娠できるようにしておくことも大切です。健康な人でも、妊娠中は予測不可能なことが起こるものです。腎臓病の場合は、より厳重に管理する必要があります。

食事制限も重要です。腎臓病のある人はたんぱく尿が増加するので、たんぱく質を標準体重1kgあたり1・2〜1・4gで計算した量に抑えます。塩分は1日7〜8g程度に制限します。

もうひとつ忘れてはならないのが、出産後のことです。乳幼児の子育ては重労働です。睡眠不足から、過労になることもあります。腎臓病が悪化しないように、育児を手助けしてもらえる環境を、あらかじめ整えておくことも必要です。

仕事を続ける場合は医師の指示にしたがって

病状が悪化しない程度に働く

さまざまな腎疾患をもつ人が仕事に復帰する場合、すぐ元どおりに働けるわけではありません。

ある程度の運動をしても病状が悪くならないこと、仕事をすることによって治療がおろそかにならないこと、この2点が仕事を再開するうえでの最低条件となります。そのうえで、仕事の内容や時間を調節していくことが必要です。病状や腎機能の程度には個人差があるので、医師とよく相談しながら進めていきましょう。

実際に**仕事に復帰した場合でも、腎機能の低下が著しい場合には、腎臓に無理な負担を強いるような働き方は避ける**べきです。

腎臓の働きで特に重要な、血液を濾過《ろか》して尿をつくる働き（糸球《しきゅう》体《たい》濾過量：ＧＦＲ）は、1日のなかでも変化します。早朝は低めで、午前中〜昼ごろにかけて上昇、午後にピークとなり、夕方以降には徐々に下降、夜間に最も低くなります。こうした腎臓の働きの自然なリズムに合わせるとすると、勤務時間も午前中に始めて夕方までで終了するのがベストといえます。

ステージＧ4（↓Ｐ91）以降の場合、残業が多い仕事や、深夜・早朝の勤務は、腎臓への負担が大きいのですすめられません。

職種によっては配置換えや転職も考える

腎臓の負担を考えると、職種によっては配置換えや転職を考えなくてはならないこともあります。さきほども述べましたが、残業が多かったり、シフト制で夜勤や深夜・早朝の勤務があるような職種では、負担が大きすぎるからです。

中高年の場合は、再就職や転職がむずかしいことや、経済的な問題もあるので、簡単ではないでしょう。家族や医師とよく話し合って、**働き方を十分に検討します。**

体調が悪くなったら早めに受診する

仕事を再開すると、「長く休んでいたあとなので挽回しよう」「カンを取り戻そう」と無理をしたり、体調が悪くても休みをもらうことをためらってしまうことがあります。

新しい職場だと、なおさら休みが欲しいとは言い出しにくいことも多いでしょう。また、家族のために仕事を続けなければという使命感から、多少具合が悪くても無理をしてしまう人も多いようです。

慢性腎臓病は自覚症状が乏しいので、腎機能が悪化していても気づかないことがよくあります。

こうした悪条件が重なると、病

職場復帰するための条件

✔ **適度な通勤時間**	通勤時間が極端に長かったり、長時間立ちっぱなしになる電車通勤は避ける。
✔ **定期検査のために休みがとれる**	定期検査や通院のために、半日程度休む時間がとれるようにしておく。
✔ **残業や夜勤がない**	長時間勤務や、不規則な勤務は過労の原因になり、腎臓に負担をかける。特に職場復帰直後は避けたい。休日出勤が多いのも過労を招く。
✔ **仕事の内容に無理がない**	外回りなどで長時間歩く職種や、出張が多い仕事は避けたい。重い荷物や資材を運ぶ工事現場などの肉体労働も負担が大きすぎる。
✔ **昼食時間、休憩時間が規則的にとれる**	食事制限がある場合は、できるだけ規則正しい時間に食事をとることが望ましい。また、規則的に体を休める時間をとるようにする。
✔ **トイレや水分補給がこまめにできる**	忙しすぎて、トイレに行けない、水が飲めないとなると、腎臓への負担が大きくなる。

気が一気に進行する危険があります。無理をして、結局長期の入院が必要になったり、慢性腎不全に進行して、透析《とうせき》療法が必要になることもあり得ます。

そうなると、かえって周囲に迷惑をかけることになります。「これくらい」とがまんしたりせず、**早め早めに受診することを心がけ**ましょう。

職場でも体調管理の工夫をする

腎臓病の大敵は、冷えや寒さ。上着やひざかけなどを用意して、職場の防寒対策を整えておきます。

風邪やインフルエンザの予防も大切です。マスクをしたり、手洗いやうがいを励行しましょう。

そして、休日はストレス解消に努めたり、ゆっくりと体を休める日にあてましょう。

透析療法中の人は働き方を考えよう

透析療法を行っている人は、仕事を続けるうえで、さらに制約が多くなります。

血液透析は週3日、1回に4時間ほどかかるので、常勤するには職場の理解がないとてもむずかしいと言わざるを得ません。

ですが、透析療法を続けながら仕事をしている患者さんは大勢います。

家族や職場の上司、同僚に協力してもらえば、その人にあった働き方が選べるはずです。諦めないで、方法を探りましょう。

たとえば、腹膜透析（→P115）

休みの日は体をゆっくり休める

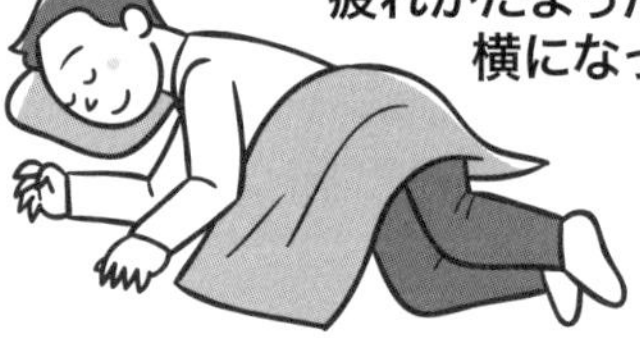

疲れがたまったときは横になって休む

横になって安静を保つと、腎臓への血流が増えるので、腎機能を助けることができる。平日の疲れは、休日で解消すること。

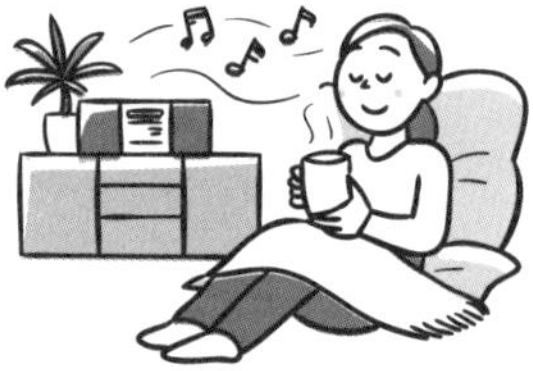

ストレスを解消する

仕事を再開するとストレスも多くなる。ストレスは高血圧を悪化させ、腎臓にもよくない。疲れない程度に趣味を楽しんだり、運動でリラックスする。

なら、職場でも行えることがあります。退職までの数年間は、血液透析と腹膜透析を組み合わせて行っている人もいます。

最近では、パソコンやインターネット環境が充実し、在宅勤務というスタイルをとり入れている企業もあるので、働き方をいろいろ考えてみるのもいいでしょう。

腹膜透析なら比較的働きやすい

腹膜透析は、家庭や職場などで、自分でできるというメリットがあります。1日4回、1回30〜45分ほどかかりますが、職場で行う場合は、ランチタイムなどを利用する人が多いようです。

条件として、透析液のバッグを交換するために、できるだけ人の出入りが少ない清潔な部屋を確保することです。職場に相談して、応じてもらえるようなら、検討してみるとよいでしょう。

もし、適当な部屋がないときは、車のなかでもバッグ交換は可能です。ただし、腹膜透析は、腹部のカテーテルを通じて感染を起こすと、腹膜炎を招く恐れがあります。衛生環境には、十分に注意が必要です。

こうした問題点も含めて、医師とよく検討したうえで導入することが肝心です。

先生、教えて！

透析療法を受けています。地震などの災害に備えてどんな準備をすればいいですか?

透析療法を行っている人は、自分の命を守るためにも、非常時に備えて以下にあげたものを必ず準備しておきます。これらは災害時には簡単に手に入らないことが、過去の大災害の経験からわかっています。

- 透析患者カード
- 健康保険証
- 身体障害者手帳のコピー
- 特定疾病療養証のコピー
- 常備薬（降圧薬、経口《けいこう》血糖降下薬、インスリン注射など、服用しないと生命に関わる薬は2〜3日分必ず用意しておく）
- 飲料水（健康な人の半分くらい。1日750mL程度）
- 食料（非常食、低たんぱく食、減塩食など）
- （腹膜透析用の）透析液

●監修

山縣邦弘（やまがた・くにひろ）

筑波大学医学医療系腎臓内科学教授。筑波大学附属病院副病院長。

1959年生まれ。1984年筑波大学医学専門学群卒業。筑波大学内科、日立総合病院腎臓内科主任医長、オレゴン大学、筑波大学助教授、筑波大学大学院人間総合科学研究科助教授などを経て、2006年より筑波大学医学医療系腎臓内科学教授。2016年より筑波大学附属病院副病院長。専門は腎臓病。
『腎疾患・透析最新の治療2017-2019』『コメディカルのためのCKD慢性腎臓病療養指導マニュアル』（ともに南江堂）の編集にもたずさわる。主な監修書に『NHKきょうの健康　腎臓病の食事術』『NHKきょうの健康　腎臓病のごちそう術』（ともに主婦と生活社）、『今すぐできる! 腎機能守る! 効く! 40のルール』『腎機能を守る!下げない!54のコツ』（ともに学研プラス）など。

参考文献

『CKD診療ガイド2012』日本腎臓学会編（東京医学社）
『コメディカルのためのCKD療養指導マニュアル』山縣邦弘編集（南江堂）
『エビデンスに基づくCKD診療ガイドライン』日本腎臓学会編集（東京医学社）
『NEWエッセンシャル腎臓内科学』富野康日己編（医歯薬出版）
『腎機能を守る! 下げない! 54のコツ』山縣邦弘監修（学研）
『腎不全 治療選択とその実際』日本腎臓学会、日本透析医学会、日本移植学会、日本臨床腎移植学会

スタッフ

カバーデザイン／杉原瑞枝
カバーイラスト／matsu（マツモト　ナオコ）
本文デザイン& DTP／高橋芳枝（高橋デザイン事務所）
本文イラスト／さとうみなこ
校正／渡邉郁夫
編集協力／オフィス201（小形みちよ）
編集担当／黒坂 潔

最新医学図解

詳しくわかる腎臓病の治療と安心生活

監　修　山縣邦弘
編集人　池田直子
発行人　倉次辰男
発行所　株式会社 主婦と生活社
〒104-8357
東京都中央区京橋3-5-7
☎03-3563-5129（編集部）
☎03-3563-5121（販売部）
☎03-3563-5125（生産部）
http://www.shufu.co.jp
印刷所　太陽印刷工業株式会社
製本所　小泉製本株式会社

ISBN978-4-391-15022-3

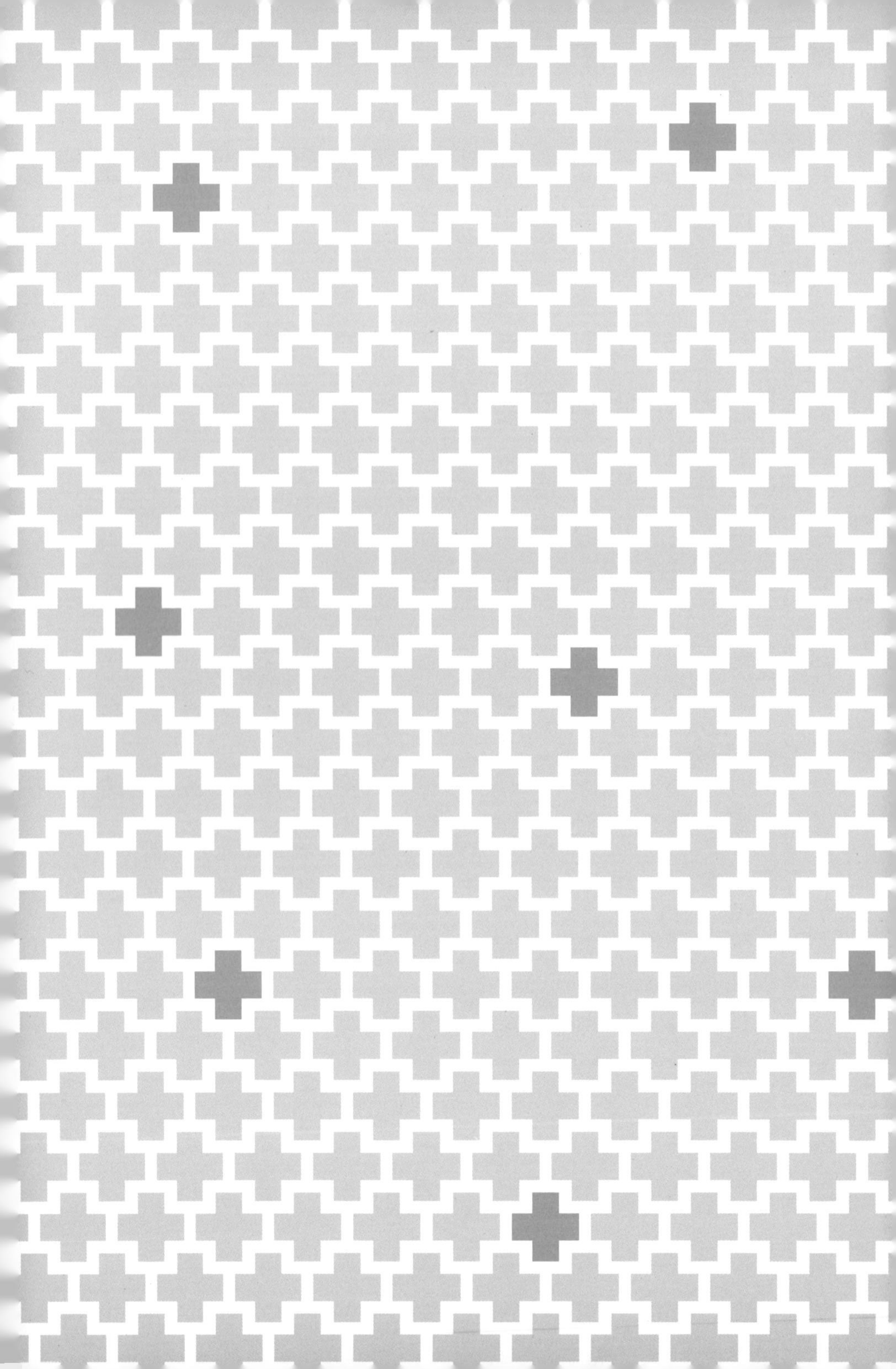